Ayuno Intermitente

La guía de inicio rápido para perder peso y sentirse bien
rápidamente

(Conozca cómo desintoxicar tu cuerpo, perder peso,
recuperar energía y retrasar el envejecimiento)

Bernardino San-Martin

TABLA DE CONTENIDOS

El impacto que tiene un ayuno intermitente en el cuerpo

Cuando comenzamos el ayuno intermitente, nuestro cuerpo experimenta un corte de energía, es decir, una pausa en la ingesta de alimentos constante a la que está acostumbrado. Cuando comemos de manera regular, normalmente comemos entre tres y cinco veces al día, en cantidades grandes o pequeñas. El cuerpo se acostumbra a recibir una cantidad constante de calorías a lo largo del día, lo que permite que nuestro cuerpo reciba y procese constantemente energía, aunque mucha de ella no se consume y se acumula como grasa.

Cuando realizamos este corte de energía, el cuerpo entra en homeostasis, lo que significa que comienza a buscar cómo controlar al organismo para que funcione de manera óptima. ¿Cómo lo hace? Utilizando la energía que hemos acumulado durante meses.

Recordemos que el cuerpo siempre busca la forma más fácil de darnos energía, por lo que mientras más comamos, menos necesitará usar esa energía guardada, lo que aumentará nuestro peso.

Aquí es cuando comenzamos a ver la lógica y los beneficios del ayuno intermitente. Nos da aquella ventaja y nos ayuda an engañar a nuestro cuerpo para que utilice la grasa acumulada como energía y comience a perder peso casi por si solo. Sin embargo, CASI es una palabra significativa. Recordemos que el ayuno por sí solo no te ayudará a perder 20 kilos, pero hablaremos sobre esto más adelante.

¿Por qué se divide el ayuno en estaciones? Puede pensar que mientras más tiempo pases sin comer, más grasa utilizará tu cuerpo. Sin embargo, esto no es tan fácil.

Recuerda que apenas comes el alimento no termina allí; el cuerpo tarda un tiempo en comenzar a usar la grasa como energía cuando pausamos la ingesta de alimentos. A pesar de que ya lo hemos visto desaparecer en nuestra boca, la comida tiene un largo proceso en nuestro cuerpo y el cuerpo continúa utilizándola como energía a lo largo del día.

Por lo tanto, medir correctamente las horas de ayuno es esencial para el éxito de este método. Después de diez a doce horas de la última ingesta, el cuerpo comienza a usar las grasas acumuladas como energía para mantener el organismo en funcionamiento. Esto significa que si comemos apenas se cumplen estas doce horas, no estaríamos haciendo nada, ya que cuando el cuerpo apenas comience su proceso, ya le habremos dado energía nueva para consumir.

Se recomienda un ayuno de al menos catorce horas, ya que el cuerpo utilizará su grasa acumulada como energía durante dos horas. A medida que progresas hacia un ayuno intermitente, este período de tiempo será más extenso y conducirá an una pérdida de peso más rápida. Examinaremos ahora qué sucede en realidad durante el uso de energía acumulada.

Los beneficios de un ayuno intermitente

El ayuno intermitente tiene muchos beneficios, incluido un mayor nivel de longevidad, menos enfermedades crónicas y más renovación celular porque aumentan las células madre. El tipo de ayuno intermitente recomendado es hacer 16 horas de ayuno y 8 horas de ingesta en un día. El beneficio principal de hacer ayuno intermitente es que durante este tiempo se produce un proceso llamado autofagia, en el que el cuerpo se alimenta de su propia grasa. Es esencial activar este proceso a las 16 horas, ya que hacer 16/8 no me permite activar el proceso de autofagia.

Si creen que el método de ayuno de 16/8 no les está funcionando, pueden aumentar a 20/4, que significa 20 horas de ayuno y 4 horas de ingesta. Después de eso, la opción más extrema es un ayuno a largo plazo. No hay nadie que te diga qué dieta funciona para cada situación, por lo que no se puede decir que alguna es la solución ideal. Entonces, quiero maximizar los beneficios del ayuno intermitente, ya que obviamente están pensando en hacer una sola comida por día. Sin embargo, la gente normalmente cree que bajar de peso al hacer una sola comida por día, no solo reduciendo la frecuencia de cómo comer sino también reduciendo la cantidad de calorías consumidas, lo cual es incorrecto por una serie de razones. Olvidemos el concepto de peso por un segundo y busquemos los beneficios a largo plazo. Siempre que aumento la ingesta de cualquier alimento, fármaco o simplemente repetir muchas cantidades de alguna sustancia específica, creamos adicción, a nivel intestinal. Esto no significa que pueda comer una sola comida por día, simplemente significa que tengo que saber cómo combinarlo para no cometer errores que tengan un impacto negativo en mi metabolismo cuando coma Muchas personas manejan las cosas de manera utópica y enfrentan obstáculos, como por ejemplo, decidir comer solo un almuerzo por día sería mucho más beneficioso para su salud a largo plazo. Sin embargo, debido a problemas relacionados con el trabajo y la distribución del tiempo disponible para comer, la mayoría de nosotros terminamos haciendo solo una cena cuando no es lo más conveniente. Por ejemplo, si deseo llevar a cabo un ayuno intermitente en el que solo coma una vez al día, esto me ayudará a cargar cosas positivas en lugar de crear cosas negativas en caso de reacción a los beneficios. Por ejemplo, si tienes problemas de sueño, puede conciliar el sueño debido a la hiperactividad mental que tienes porque siempre estás maquinando o si haces ingestas grandes, esto estimula los procesos biológicos Después de ingerir una gran cantidad de alimentos durante el almuerzo, tengo más tendencia a sentirme cansado y querer descansar. Sin embargo, si solo quieres hacer una cena, el estómago estará lleno cuando te duermas debido al alto volumen de comida, lo que aumenta la probabilidad de desarrollar enfermedades como el reflujo. Si experimentas este tipo de dificultades, no limites tu actividad a la cena o, al menos, vuelve a hacer 20/4. ¿Qué sucede con el mito de la acumulación de grasa si me voy a dormir? Muchas veces has escuchado que si comes muchos carbohidratos antes de irte a dormir, acumularás más grasa debido an este efecto parasimpático porque estás descansando. La realidad no es si voy a ganar peso porque estoy comiendo mucho antes de ir a dormir aquí. El problema era mantener un equilibrio muy finito entre los procesos de anabolismo y catabolismo, es decir, entre formar tejidos y destruir tejidos, ya que eso me costaría formar procesos anabólicos. Si tengo un peso alto, tendré dificultades para desarrollar procesos catabólicos, y necesito mantener un equilibrio entre los dos. ¿Cuál es el beneficio de hacer 20/ 4 y hacer una sola comida por día? Cuando haces una sola comida por día y estás más tiempo sin comer regulas más rápidamente la hormona que te hace sentir hambre, la grelina, que aumenta de nivel an unos 3 o 4 días de haber hecho este tipo de ingesta, lo que te encontrarás con esto es un nivel de ansiedad relacionado con la comida baja. Si ya has hecho un ayuno intermitente, te darás cuenta en este tipo de situaciones que a medida que pasan los días menos piensas en los alimentos que necesitas para no comer de nuevo. Es importante recordar que hacer un ayuno intermitente no significa reducir la cantidad total de comida que consumes. En mi opinión, la tarea más difícil es hacer un ayuno de 23 horas y una comida de 1 hora, es decir, una sola comida por día. Esto significa que no necesitas reducir la cantidad de alimentos que debes comer para mantener un equilibrio en tu cuerpo y evitar un déficit nutricional. Ten en cuenta que cuando haces una sola comida por día, no tienes que reducir la cantidad de alimentos que debes comer, pero si te cuesta, es aprender a combina La opción obvia es hacer 20/4; es una idea atractiva de cómo perder peso con solo una comida por día, ya que seguramente no puedes incluir las calorías que debes incluir, aunque ya sabes que las calorías no son importantes por sí solas. Por lo tanto, cuando ya hice este proceso y reducí la cantidad de calorías que consumí, mi metabolismo se detuvo, por lo que nunca te recomendaría hacerlo. Si tiene una enfermedad como el reflujo, debe comer 20/ 4 y no cambiar el horario de la ingesta general. Entonces si haces una sola comida por día y no estoy haciendo un tipo de dieta especifica más o menos vas an estar bajando un 40% de proteínas, un 30% de grasa y un 30% de hidratos de carbono, siempre buscando que los hidratos sean de bajo índice glucémico obviamente estos valores van a cambiar completamente si estás haciendo una dieta como la cetogénica pero no te recomiendo que empieces por ahí por otra cosa tengo que aclarar cuando está haciendo este tipo de ingesta primero trata de priorizar las proteínas, segundo la grasa y tercero los hidratos; la razón por la que pasa esto es porque si usted quiere manejar un equilibrio entre los procesos que construyen tejido en tu cuerpo en los que destruyen anabolismo y catabolismo al consumir y el priorizar consume proteínas sin importar si es de origen vegetal o de origen animal lo que está haciendo ahí es ayudarte a mantener la masa magra intacta, es más grave cuando la gente modifica su peso corporal que es perder masa magra porque si no importa si está haciendo ayuno o no está haciendo ayuno nadie quiere perder masa magra ahora y una salvedad que es el consumo de vegetales sobre todo de vegetales crudos. Cuando estoy preparando una sola comida por día, normalmente lo hago antes de la comida para pensar en los nutrientes que me aporta y luego lo consumo después del plato fuerte. Si usted no hace un ayuno intermitente y está tratando de aumentar su masa magra, puede combinar ambos, pero tenga en cuenta que esto lo obliga a hacer un ayuno intermitente específico. 2/4 es una buena opción intermedia entre no tener los beneficios realmente importantes que tienes con un ayuno intermitente típico de 16 horas y ocho la ingesta y tampoco requerir el nivel de esfuerzo y cambios que se plantea hacer una sola comida por día. Desde el punto de vista de longevidad de beneficios a largo plazo para el hígado, el ayuno obviamente va a tener mayores beneficios que hacer una sola comida por día, pero es importante Si planeas hacer un ayuno intermitente y necesitas encontrar algo que te permita mantenerlo a largo plazo, entonces sí, lo puedes hacer todos los días de tu vida. Puedes hacer una sola comida por día todos los días de tu vida, pero debes hacerlo perfecto para evitar un déficit de nutrientes. Primero que nada eso no es prolongada además de un día no te recomiendo hacer con continuidad no encuentro ninguna experiencia que justifique hacerlo de manera asidua desde todos los beneficios que pueda leer sobre ayuno es de 21 días de ayuno de 23 días como los que yo te menciono tienen sentido una o dos veces por año a lo sumo momentos en los que se hacen de algún tipo de operación específico; cuando tengo alguna infección bacteriana entonces este tipo de proceso es algo que haría una vez por año una vez cada dos años como mucho 23 días de ayuno en lo que son los procesos cotidianos es un intermitente lo puedo hacer todo el día de mi vida hay mucha gente que está haciendo una sola comida por día obviamente no haciendo déficit entonces independientemente lo que hagas de qué dieta hagas, de cuánto tiempo lo hagas debes tener en cuenta en no tener déficit nutricionales, por una cuestión que no tiene absolutamente nada que ver con lo que comas qué tiene que ver con los productos que consumen, los productos orgánicos como las verduras orgánicas e incluso el animal de pastoral libre lo que fuera va a tener déficit nutricionales porque consumen alimentos de un suelo que ya no tiene la capacidad de minerales que solía tener hace 80-90 años eso va a pasar indefectiblemente entonces hagas dieta cetogénica, crudiveganismo, va a ser difícil tener en cuenta. Además, si solo comes una sola comida por día, será difícil obtener la cantidad de nutrientes que necesitas, y seguir una dieta general tipo calórica, como es el caso de un veganismo crudo, con una dieta alcalina, significa que no funciona bien con una sola comida por día. Por lo tanto, si planeas comer una sola comida al día, lo más conveniente sería seguir una dieta mediterránea, palio o al menos cetogénica.

Es útil y económico

Comemos con menos frecuencia cuando ayunamos y liberamos mucho tiempo que normalmente dedicamos a cocinar y comer.

Su sencillez es otro aspecto práctico. Las normas son simples. Basta con abstenerse de comer o beber nada calórico durante más de 12 horas.

El Dr. Jason Fung ha trabajado arduamente para ayudar a sus pacientes con diabetes a cambiar sus hábitos alimenticios. Sin embargo, muchos pacientes no están dispuestos an adoptar un nuevo estilo de vida, especialmente los mayores. Ve una adopción e implementación mucho mejor del hábito de los pacientes con el ayuno. Es más fácil porque no les pide que cambien los alimentos que comen, solo los horarios. Parece que es mucho más sencillo adoptar y mantener a largo plazo. Cientos de pacientes han superado la diabetes tipo 2 con la ayuda del Dr. Fung. Sin embargo, debe consultar a su médico si tiene diabetes y desea ayunar; probablemente modificará su tratamiento. evitando la hipertensión,

La insulina y la resistencia a la insulina.

¿Qué es exactamente la insulina?

Las células de los islotes de Langer-Hans en el páncreas secretan una hormona proteica llamada insulina (del latín: insula "isla"). Al ayudar a las células grasas, el hígado y las células del músculo esquelético an absorber la glucosa presente en la sangre, tiene un impacto significativo en el metabolismo de carbohidratos, lípidos y proteínas.

Estos tejidos absorben la glucosa y la convierten en glucógeno o triglicéridos, como lo hace el hígado. Un nivel alto de insulina en la sangre limita significativamente la liberación de glucosa del hígado a la sangre. Por lo tanto, esta hormona, junto con el glucagón, es esencial para regular los sustratos energéticos, que incluyen principalmente la glucosa, los ácidos grasos y los cuerpos cetónicos.

En general, la acción de la insulina se resume con frecuencia en su efecto hipoglucemiante, que significa que reduce el nivel de glucosa en sangre. La secretión de insulina depende del estado nutricional y de la actividad física. Por lo tanto, después de las comidas, la presencia de alimentos en el tracto digestivo y el aumento de la concentración de azúcar en la sangre estimulan la secreción de insulina, lo que permite el almacenamiento de glucosa, el producto final de la digestión de los alimentos.

En general, la insulina sanguínea estimula el anabolismo de las células, lo que la convierte en una hormona anabólica; por otro lado, una baja concentración de insulina favorece el catabolismo, que es la degradación de macromoléculas biológicas en moléculas más pequeñas.

La hormona que determina la facilidad de acceso a la bodega o al sótano es la insulina, de manera pictórica. Cuando no comemos, el nivel de insulina es bajo, lo que facilita el acceso al sótano o la bodega, lo que facilita el acceso al depósito de grasa en el cuerpo.

Para acceder al sótano o despensa (grasa corporal), no es necesario vaciar completamente los armarios de la cocina (glucógeno).

En resumen, cuando su nivel de insulina es bajo y su ingesta de calorías disminuye, el cuerpo puede quemar grasa, incluso si queda algo de glucógeno, glucosa.

Sin embargo, cuanto menos glucógeno tenga, más grasa consumirá.

Como resultado, un nivel bajo de insulina tiene dos beneficios:

- Facilitar el acceso a la reserva de grasa
- Activar el mecanismo que permite la extracción de energía de la grasa

Los niveles altos de insulina, por otro lado, impiden que el cuerpo acceda a las reservas de grasa. La insulina evita que el cuerpo queme grasa al detener la lipólisis.

La resistencia a la insulina, que ocurre con más frecuencia, ocurre justo después de una comida.

El primer resultado de la resistencia a la insulina es una disminución en la absorción de glucosa en los tejidos, especialmente en los músculos.

La producción de glucosa en el hígado aumenta cuando disminuye la sensibilidad a la insulina. La resistencia a la insulina reduce la lipólisis a nivel del adipocito.

Los siguientes factores contribuyen a la resistencia a la insulina:

La sensibilidad a la insulina disminuye como resultado de un estilo de vida sedentario.

La falta de actividad física reduce el lecho capilar muscular, lo que impide la difusión de la insulina.

Debido a su sensibilidad específica a la insulina, el estilo de vida sedentario también se acompaña de una disminución de las fibras musculares lentas tipo 1, que contienen una gran cantidad de glucosa y ácidos grasos libres. Los esfuerzos de resistencia ayudan a mantener este tipo de fibra, lo que aumenta la sensibilidad a la insulina. El exceso de peso, especialmente el exceso de tejido adiposo intraabdominal, está relacionado con el grado de resistencia a la insulina.

Muchos péptidos se secretan del tejido adiposo.

Por lo tanto, la leptina producida por el adipocito está involucrada en la regulación hipotalámica del comportamiento alimentario y el gasto energético.

Los casos de obesidad abdominal causados por la resistencia a la insulina inducida tienen resistina excesiva.

La adiponectina aumenta la sensibilidad a la insulina y ayuda a los músculos an oxidar los ácidos grasos.

Por lo tanto, un exceso de peso abdominal y visceral se acompaña de varios cambios en los adipocitos secretores, también conocidos como células grasas. Estos cambios contribuyen a la resistencia a la insulina y sus complicaciones.

• El aumento de la síntesis hepática y la eliminación más lenta de los triglicéridos causan hipertrigliceridemia, que puede ser incluso mayor en el período posprandial. (Inmediatamente después de la comida)

La actividad de las lipoproteínas que eliminan los triglicéridos disminuye en los estados de resistencia a la insulina.

Los ácidos grasos libres del tejido adiposo abdominal drenados por la vena porta aumentan la producción de hígado durante la purificación lenta. Este mecanismo provoca la esteatosis hepática.

• El alto flujo de ácidos grasos libres y la intensa actividad de los triglicéridos-lipaso hepático también contribuyen a la disminución del colesterol HDL y al aumento de las partículas pequeñas y densas de LDL.

Para simplificar, la resistencia a la insulina se debe al comportamiento sediento, al exceso de grasa en el abdomen y an una dieta excesivamente rica en azúcares y grasas malas.

Además de los beneficios de pasar horas en lipólisis, tenemos la ventaja de dividir nuestra ingesta diaria en dos comidas, que al concentrar más nutrientes nos saciarán más.

En la práctica, pasar esas horas de ayuno en la mañana con agua, café sin azúcar y té verde sin azúcar nos hará sentir bastante bien.

Una hormona llamada grelina y la cantidad de sales minerales en nuestro cuerpo regulan nuestro hambre. La grelina se inyecta en la sangre unos minutos antes de la hora a la que acostumbremos a comer, independientemente de si lo hemos consumido de manera abundante o no en la comida anterior. Se ha demostrado que las personas que hacen ayunos prolongados dejan de sentir hambre después de 72 horas, lo que significa que la grelina se acostumbra a sus ciclos de ingesta. Los que se han acostumbrado a comer cada tres horas experimentarán hambre cada tres horas, mientras que aquellos que se han acostumbrado a comer una vez al día experimentarán hambre minutos antes de esa hora.

El aspecto fascinante de este tipo de ayunos es que nos permite comenzar gradualmente an implementarlos. Podemos comenzar con un día a la semana, luego hacer dos, tres y así sucesivamente hasta que se vuelva una parte de nuestra vida diaria.

Ya hemos visto qué es el ayuno intermitente, al que nos referiremos en todo momento en este libro, y nunca lo prolongaremos más de 24 horas. Los ayunos de hasta 72 horas pueden realizarse sin supervisión porque no son saludables o peligrosos, pero requieren una preparación previa y, sobre todo, una salida adecuada. En este libro, te mostraré una relación de beneficios que aporta establecer ventanas de ayuno y alimentación a lo largo del día para nuestra salud. Muchas de esas ventajas aumentan cuando hacemos ayunos de más de un día. Lo diremos cuando veamos esas ventajas, para que cada uno las experimente por su cuenta. Sin embargo, el objetivo del libro es que lo integres en tu vida diaria. Y el ayuno intermitente es la mejor manera de hacerlo.

No se trata de este libro realizar ayunos desde una perspectiva religiosa, en la que el objetivo final es satisfacer an un dios. Son muy respetables, pero no soy el mejor para discutirlo. De hecho, algunas personas que defienden esta práctica como un mandamiento divino pueden malinterpretar este tipo de ayunos que tienen como fin último beneficiarnos a nosotros mismos, lo que se aleja del concepto que vamos a discutir en estas páginas.

La evolución y el ayuno intermitente

Todo lo que somos, desde nuestro aspecto físico hasta nuestro cerebro, está en nuestro ADN. Frases como "lo lleva en los genes" o "Qué buenos genes tienes" han pasado a formar parte del vocabulario coloquial y nos han hecho creer que estamos limitados por nuestros genes o que existen personas que prosperan gracias a sus características genéticas.

Durante un período de tiempo, se planteó la posibilidad de alterar esos genes con el fin de mejorar ciertas características humanas, e incluso predecir la muerte de aquellos que pudieran pagar por ello. Sin embargo, las "leyes del mercado", que eran menos altruistas, pronto se enfocaron en la modificación de genes en cereales y algunos productos vegetales, con el objetivo de patentar esos productos y imponer su cultivo. Actualmente, parecen tener el control de la alimentación global.

En la actualidad, sabemos que la expresión de nuestros genes está influenciada por el metabolismo celular y depende del entorno. En otras palabras, los mismos genes tienen significados diferentes en diferentes organismos, y se expresan o dejan de expresarse de manera diferente en diferentes tejidos, etapas de la vida y condiciones ambientales.

En resumen, la información genética no está en los genes; en cambio, es el resultado de cómo se comunican unas secuencias con otras en el ambiente, y las fallas en esta comunicación son causadas por factores ambientales. Estos factores ambientales son responsables de enfermedades conocidas como genéticas.

Esta interacción hace que nuestra información genética cambie para adaptarse al entorno, ocasionalmente como resultado de esas fallas y ocasionalmente como resultado de tratar de evitarlas. Pero esto no es algo que ocurra de un día para otro; en los últimos 200 años, tanto el medio ambiente en el que vivimos como la forma en que nos alimentamos han experimentado cambios notables. Sin embargo, nuestra capacidad de adaptación no ha cambiado y nuestros genes siguen siendo los mismos que hace decenas de miles de años.

Esto puede explicar una gran parte de los problemas que padece nuestra sociedad y que tienen que ver con nuestra alimentación, como la obesidad, la diabetes, la hipertensión y una gran cantidad de enfermedades metabólicas, entre las que podemos incluir el cáncer.

La forma en que nuestro cuerpo maneja la energía necesaria para mantenerse vivo no ha cambiado en todos estos años. Mantener el metabolismo basal, que es mantener los procesos vitales del organismo, como la termorregulación o el mantenimiento de la temperatura corporal, requiere el mayor gasto calórico. Otra gran parte de su energía se dedica a la termogénesis, que es la cantidad de alimentos que metaboliza, siendo las proteínas las que consumen más. El resto de calorías se destina al movimiento cotidiano, como viajar, trabajar y hacer las cosas de la vida diaria.

El metabolismo basal, la termogénesis y una gran parte del movimiento cotidiano requieren energía de nuestra ingesta calórica. Para garantizar que no nos dañamos la salud, deberíamos hacer lo posible para que nuestra ingesta calórica no sea inferior an este requerimiento mínimo, al menos de forma continua en el tiempo.

Por lo tanto, tendremos que considerar factores como la severidad o intensidad de nuestro trabajo, lo sedentaria o no que sea nuestra vida, o el ejercicio físico voluntario que realizamos.

Diferentes tipos de ayunos intermitentes

La mayoría de nosotros hacemos un ayuno natural de 8 horas, es decir, mientras dormimos y apenas abrimos los ojos, así que hacemos un ayuno de 10 an 11 horas, durante el cual el sistema digestivo descansa.

Existen estudios que indican que el cuerpo se depura de 4 a.m. a 12 p.m., por lo que es mejor "desayunar" después del medio día.

Es una recomendación, pero lo mejor es escuchar a tu cuerpo, ya que el ayuno te permite estar atento a las señales que te envía. Si prefieres desayunar temprano y comenzar tu ayuno por la tarde, también es beneficioso, eso se llama el ciclo circadiano, que es cuando te alimentas solo en las horas cuando hay sol y empiezas tu ayuno cuando baja el sol, alrededor de las 6-7 p. m., ya que tu cuerpo absorbe mejor y quema

El 12 de diciembre, dejamos pasar 12 horas entre comidas, generalmente durante la noche. Por ejemplo, cenamos a las 7 de la tarde y desayunamos a las 7 de la mañana. En ocasiones, lo hacemos sin darnos cuenta, por lo que suele ser el más sencillo.

16/8: El más popular. Reducimos la ventana de alimentación a las 8 de la mañana y ayunamos durante las 16. Cuando te saltas el desayuno o la cena, puedes hacerlo fácilmente. Por ejemplo, cenamos a las nueve de la noche y almorzamos a la una de la mañana.

El día 20/4 se recomienda ayunar durante todo el día a las 20 horas y consumir suficiente comida durante la noche. Es común en este protocolo comer algo durante el período de ayuno, como vegetales, caldos o bebidas sin calorías.

24 horas: exactamente igual. estar sin comer durante todo un día. Por ejemplo, almuerzo el martes a las 2 p. m. y no come hasta el miércoles a las 2 p. m.

● Una comida al día: significa comer solo una vez al día. No hay ventana de ayuno fija porque OMAD se enfoca en reducir el número de ingestas. Yoshinori Nagumo propone esto.

● 5:2: Este plan es para una semana en la que comes normal durante cinco días y reduces tu ingesta durante los otros dos a 500-600 kcal.

● Eat-Stop-Eat: implica incluir uno o dos ayunos de 24 horas al día durante la semana. ayuno completo, similar al 5:2.

El ayuno en días alternos implica ayunar un día sí y otro no. Puede hacerlos de 24 horas o tomar algo como en el protocolo 5:2; no hay reglas estrictas.

• La dieta de fasting-mimicking (FMD): Se recomienda pasar 5 días comiendo poco (~750 kcal/día) en lugar de pasar un período corto de tiempo sin comer nada.

Cuando la hambre surge naturalmente, debes comer de vez en cuando sin restricciones. para situaciones en las que llegas sin tiempo o hambre para cocinar.

Porque cada persona, metabolismo y cuerpo es diferente, es fundamental escuchar y prestar atención a lo que sientes.

Mi consejo es que comas solo cuando no tengas hambre, así que tu cuerpo recibe la alimentación adecuada y no te atracones.

Si esperas un poco a no tener tanta hambre, puedes controlar mejor las porciones que comes.

La base científica del ayuno intermitente

Después de comprender los conceptos anteriores, es el momento de avanzar gradualmente en las bases científicas, teóricas y prácticas del ayuno intermitente, comenzando por comprender los términos básicos que se discutirán de manera continua en este libro electrónico. Una de las principales bases del ayuno intermitente se encuentra en la naturaleza, particularmente en los animales carnívoros que han tenido que adaptar su metabolismo al ayuno cuando no hay fuentes de alimento legítimas disponibles. La lipogénesis es un proceso que implica la acumulación de grasa en animales y humanos, que se utilizará como combustible cuando el cuerpo lo necesite porque no hay nueva ingesta de alimentos. Debido an esto, tanto en animales como en humanos (según algunos de los antecedentes históricos mencionados), mantenerse en ayunas mejora la concentración, los reflejos e incluso la capacidad intelectual. Esto, sin duda, ayuda a completar las tareas más rápidamente y así obtener el alimento, lo que lleva al cuerpo an un estado de reposo. También verás algunas ideas fascinantes sobre el ayuno intermitente, el ayuno en general, la alimentación y la salud. Estos te ayudarán a comprender mejor cada tipo de ayuno intermitente y cómo se lleva a cabo.

¿Qué significa hambre?

En ocasiones, puede sentir que su estómago comienza an arder lentamente hasta que llega an un punto en el que comienza a "gruñir" y pedir comida. Esto ocurre cuando el cuerpo está hambriento, una señal natural que indica que necesita alimentos para reponer la energía que ha perdido durante el día. Ahora bien, el hambre puede aparecer a diferentes horas del día y la mayoría de las veces se trata de calmarlo. Como resultado, la mayoría de las personas comen hasta seis veces al día, con tres comidas principales y tres comidas ligeras. Esto se hace para "acelerar el metabolismo" en lugar de evitar el hambre. Sin embargo, esta afirmación final es errónea y te explicaremos por qué.

¿Es peligroso comer 6 veces al día?

Al consumir alimentos, se produce insulina, una sustancia que facilita que el cuerpo absorba todas las proteínas y vitaminas presentes en los alimentos, dirigiéndolas a las células responsables de su absorción. Si se consume mucho durante el día o, peor aún, con frecuencia y en cantidades significativas, las células informarán al cuerpo de que ya no requieren energía, ya que se ha obtenido suficiente. Si la insulina continúa transportando nutrientes después de esto, tanto las células como el hígado les dirán que los lleven para almacenarlos y usarlos cuando no haya energía disponible, ya sea por falta de alimento o por actividades extenuantes que requieren una gran cantidad de energía.

La energía transportada se convierte de inmediato en grasa, que se acumula con frecuencia en lugares como el abdomen, las nalgas, los muslos y las piernas, lo que lleva a la consecuencia que todos conocemos: una persona engorda. La solución an este problema es simple: simplemente debemos reducir la cantidad de alimento que consumimos en nuestras células para evitar engordar. De esta manera, consumiremos lo necesario para mantenernos activos y saludables, y solo tendremos que comer de nuevo cuando las reservas se estén agotando. Si ya tienes obesidad, no debes preocuparte, ya que el ayuno intermitente te ayudará a usar la grasa que has acumulado. Con el tiempo, su cuerpo se acostumbrará a no comer seis veces al día.

Entonces, ¿qué sugerimos? Simplemente prepare tres comidas principales que incluyan proteínas de alta calidad, grasas saludables y carbohidratos. Si eres de los que se despiertan tarde, intente comer de 12 a 13 horas y cenar de 18 a 19 horas.

¿Es el hambre en realidad una enfermedad mental?

"No" es la respuesta rápida an esta pregunta. En realidad, quien tiene hambre está bien; solo necesita acostumbrarse a nuevos patrones de comida que pronto se convertirán en un estilo de vida muy saludable. Dado que el picor en el estómago es una señal de nuestro cuerpo de una falta de energía, normalmente se cree que debemos comer. De hecho, esa sensación es inevitable a lo largo del día. Imaginemos el estómago como un depósito de gasolina para un vehículo. La aguja se acerca más a la zona que indica que el depósito está completamente lleno. Ahora bien, cuando aparece el hambre, normalmente pensamos que estamos a punto de desmayar porque nuestro cuerpo, el "vehículo", ha quedado prácticamente sin energía o "con la aguja en cero", por lo que necesitamos alimentarlo para que pueda seguir funcionando. Para aquellos que no están familiarizados con el funcionamiento del cuerpo humano, todo esto puede parecer comprensible, pero la verdad es que el cuerpo humano tiene grandes reservas de energía para que pueda funcionar durante algunos días más si no hay comida.

Según los estudios, ayunar durante la mañana puede ser beneficioso porque el hambre puede controlarse fácilmente durante estas horas, a diferencia de las últimas horas de la tarde o comienzos de la noche. Según las personas que han comenzado un régimen de dietas, es más difícil controlar la ansiedad por comer o el hambre en sí. Esto ocurre incluso si no se ha comido nada la noche anterior ni por la mañana. Es por eso que debes tener en cuenta que cuando quieras saltarte la cena, sentirás más hambre. Por lo tanto, podemos afirmar que el hambre es un reflejo involuntario aprendido a lo largo de generaciones y generaciones en lugar de un indicador automático del momento en que el cuerpo se ha quedado sin energía (no funciona como un automóvil). Esto es fácil de explicar. Pensa en un filete a la parrilla que desprende un aroma exquisito de ahumado y cuyas gotas caen sobre los carbones lo hacen aún más atractivo. Imagina esto y sentirás un gran apetito, incluso si solo has comido hace tres horas, incluso si tu cuerpo todavía está procesando los nutrientes de tu última comida.

El científico Ivan Palov estudió este fenómeno hace varias décadas, especialmente en los años 80. En dicho estudio, Pavlov examinó la salivación de los perros en condiciones naturales y su salivación cuando se acercaba la hora de comer, cuando alguien estaba preparando su comida o cuando se les ponía un plato lleno de comida delante.

Los estudios revelaron que la salivación aumentaba a medida que veían alimentos. Cuando vemos algo delicioso, algo así sucede con nosotros. Aunque no tengamos hambre, nuestra mente comienza an imaginar el sabor del plato, lo que nos hace sentir hambrientos. En conclusión, esto explica por qué el hambre no está relacionado con los niveles de energía bruta del cuerpo.

Pero al ver comida, escuchar sonidos relacionados con ella o sentir su olor, no es solo hambre. Además, ocurren otros eventos corporales, como un aumento de la secreción pancreática, la producción de insulina y, por supuesto, una salivación excesiva. Estos signos indican que el cuerpo está preparado para procesar los alimentos para hacer bolos, lo que requiere una gran cantidad de enzimas salivales. ¿Te has preguntado por qué esta se presenta de manera atractiva en los restaurantes? Lo bonito puede vender más, pero hay otra razón por la que lo hace. Ver la comida presentada de manera elegante te hará hambre y sentirte mejor después de comer, lo que finalmente hará que la persona regrese al restaurante para repetir la experiencia. La modalidad de preparar tu propio plato se ha puesto de moda en muchos restaurantes, donde las personas pueden seleccionar los ingredientes que quieran para su comida. Esta es una excelente modalidad de negocios porque a las personas les gusta comer por los ojos más que por el estómago. Por lo tanto, llenamos el plato hasta el límite de alimentos que se vean y tengan un aroma más apetitoso.

Esto también ocurre con los animales. En particular, el estudio de Palov encontró que un perro podría sentir ansiedad y saliva solo al ver un plato vacío en la mano de su dueño. Como es lógico, esta sensación aumentaba a medida que se acercaba el momento de su comida habitual durante el día, ya que el perro sabía que había llegado el momento de alimentarse. Lo mismo nos ocurre a nosotros. A medida que se acercan las 8 de la mañana, las 12 del mediodía o las 18 horas de la noche (estos horarios pueden variar según las culturas y el ritmo de vida de cada cual, pero son algunos de los más comunes), el cuerpo se da cuenta por medio del hambre que es la hora en la cual suele recibir alimento, así que lo exige por medio de la sensación de hambre, sin importar si se ha comido algunas horas atrás.

Debemos plantearnos una interrogante: ¿Es el hambre en realidad algo real? El mito se desmiente así, ya que este tipo de hambre es solo una conducta aprendida por el cuerpo después de meses, años o décadas de seguir el mismo patrón. Esta conducta es particularmente evidente si en tu entorno tienes comida fácil, rápida o continua al alcance (como la comida basura o cuando te encuentras viendo como alguien más prepara un plato con asiduidad). Para que se produzca el verdadero hambre, es necesario que el cuerpo entre en un estado de inanición, el cual solo ocurre cuando se agotan las reservas de energía del cuerpo, lo que permite el consumo de los nutrientes que no deberían consumirse. Y solo después de más de 24 horas sin comida.

¿Has notado cómo los niños evitan comer en las mañanas simplemente porque no tienen hambre? El cuerpo de estos niños aún no se ha acostumbrado a comer por las mañanas, por lo que no necesita la comida específica de este horario. Otra característica del "hambre mental" es que generalmente no aparece cuando estamos realizando actividades que requieren una gran concentración o exigencia física, sino que aparece justo después de haberlas completado. ¿Por qué? La mente estaba dedicada an otra actividad más importante que seguir un patrón de comportamiento que había aprendido previamente, por lo que dirigía sus energías an esta actividad (como lo hace el cerebro en un estado de ayuno).

Por supuesto, a las grandes cadenas de comida rápida no les conviene que las personas sigan un régimen de ayuno intermitente, por lo que las invitan a comer los mismos platos mañana, tarde y noche. Para vender sus productos (alimentos), utilizarán cualquier recurso que tengan a su disposición, desde muestras gratuitas para promocionar su comida hasta anuncios en los que veamos cómo alguien come o que divulguen la forma de preparar los alimentos, entre otras señales que el cerebro interpreta rápidamente como una invitación a comer o como una aproximación al horario de la comida. Incluso si ya sabes que estás luchando contra una respuesta natural del cuerpo ante un comportamiento alimenticio que has mantenido durante décadas, tal vez te preguntes: ¿cómo se lucha contra estas señales que dictan nuestra mente?

Eliminando el "hambre mental" desde el principio

Aunque el proceso de adaptación es difícil, una costumbre que no es sana se rompe al enfrentarla con una que sí lo es. No es necesario saltarse el desayuno todos los días; es posible saltarse el desayuno un día, luego el almuerzo y luego la cena, todo con el fin de eliminar la costumbre alimenticia de nuestro cuerpo y volver an activar la capacidad del mismo para alimentarse de sí mismo en caso de que exista ausencia de comida (como en la antigüedad). Eliminando la costumbre alimenticia del organismo, el hambre solo aparecerá cuando se tenga hambre y no por costumbre. Después de varios meses de entrenamiento en el ayuno intermitente, se logra este objetivo. El ayuno intermitente no se refiere an un plan de alimentación diferente, sino an un proceso por el cual se eliminan una o dos comidas al día con el fin de perder peso, acostumbrar al cuerpo a utilizar sus reservas de energía y aprender a diferenciar el hambre real del hambre inducido por diversas estimulaciones.

Te dejamos un truco que te ayudará an evitar sentirte hambre al sentir estos estímulos: solo come cuando estás sentado a la mesa. Esto ayudará an evitar que tomes tentempiés mientras ves un partido en el sofá, mientras miras una película en la cama o mientras caminas al sentir el olor a pizza recién horneada. ¡Deja de ser influenciado por las estimulaciones externas! Acostumbra a tu mente desde hoy mismo a pensar que la comida está destinada únicamente para la mesa, de modo que el hambre aparezca cuando en realidad tu cuerpo necesite alimentos y se te abra aún más el apetito al sentarte a ella (y no en otros lugares que fomentan el consumo de comida basura).

No te tomes demasiado a pecho la creación de un nuevo hábito, sea cual sea, porque esto requiere tiempo. Si llevas ocho años comiendo todos los días a las nueve de la noche, no intentes quitarlo. Es mejor ir paso a paso. Comienza reduciendo la cantidad de comida que consumes durante un plato durante un día, y una semana más tarde, comienza an eliminar por completo esa comida del día. Al principio, el "hambre mental" aparecerá porque el cuerpo no recibe la comida habitual, pero gradualmente desaparecerá. No es necesario que tengas miedo de ti mismo, ya que puedes consumir o beber cualquiera de los ingredientes que recomendamos para que esta sensación desaparezca hasta la próxima comida.

¿Es posible no comer mientras mi cuerpo se acostumbra al ayuno?

Prueba an alimentarte con comidas principales que te mantengan saciado durante más tiempo, de modo que el hambre aparezca justo cuando haya llegado el momento de comer otro plato principal, en lugar de comer snacks o picar entre horas. Aunque puede parecer contraproducente, la grasa es uno de los componentes más cruciales para garantizar que te mantengas saciado durante más tiempo. Si te mantienes activo a lo largo del día (haciendo ejercicio, de camino al trabajo, trabajando, etcétera), tu estómago y tu insulina se mantendrán ocupados procesando la grasa. Algunos alimentos e ingredientes que contienen grasa naturalmente y que puede incluir en su dieta diaria son:

Quesos blancos o amarillos, especialmente la mozzarella.

Mantequilla.

Aceitunas.

Frutos secos y semillas.

Fuentes naturales de aceites saludables, como el aceite de oliva

Mayonesa.

Existen otros ingredientes que puedes agregar a los tres platos principales de cada día además de la grasa. Algunos de ellos podrían ser:

Quinoa: seguramente habrás escuchado hablar de la quinoa en alguna dieta antes, lo cual no es sorprendente porque es muy sabrosa cuando se combina con otros ingredientes. Es rico en proteínas y fibra y no contiene azúcares. Además, porque sus carbohidratos son complejos y difíciles de digerir para el cuerpo, su digestión llevará más tiempo y durarás más saciado.

LENTEJAS: Las lentejas son muy apreciadas en una variedad de dietas porque son muy sabrosas y se pueden preparar de una variedad de maneras, desde sopas hasta emulando la forma y el sabor de una hamburguesa a la parrilla. Los 100 gramos de lentejas pueden proporcionar a su cuerpo alrededor de 8 gramos de fibra y 9 gramos de proteínas. Por supuesto, tardarán en digerirse, lo que te mantendrá lleno durante más tiempo. Sin embargo, no se recomienda comerlas después de actividades exigentes, como ejercicios, escaladas o caminatas largas.

Hummus: el hummus es una excelente alternativa a las salsas tradicionales. Es rico en fibra, lo que permite que te mantengas saciado durante varias horas, además de proporcionar una gran cantidad de proteínas y grasas saludables al organismo. Es imperativo que lo intentes.

Aguacate: el aguacate tiene un sabor ligero, cremoso y algo graso que puede funcionar bien con otros alimentos. Sin embargo, sus beneficios no se limitan an eso. ¿Y si te dijésemos que también tiene una buena cantidad de potasio y unos 5 gramos de proteínas por cada 300, lo que ayuda a mejorar la respuesta nerviosa y la contracción muscular? ¿Por qué no agregarlo a tu dieta?

Cebada: si comes mucho cebada, te sentirás lleno durante varias horas. Además, tiene una alta cantidad de proteínas y fibra y se puede combinar con una variedad de bebidas o platos.

El ayuno con agua

En ocasiones, podemos confundir la sed con la necesidad de consumir algo. Esto naturalmente nos obligará a comer fuera de nuestro horario, lo que aumentará la cantidad de grasas y azúcares que contribuyen a la obesidad. Para saber si realmente tienes hambre o solo sed, es útil beber un vaso de agua antes de comer. Beber un vaso de agua después de una o dos horas de la comida es otra manera de usar el agua para no romper el ayuno. Esto reducirá el hambre. Puede beber café negro, té y agua con algún sabor. El hambre desaparecerá en cuestión de minutos si bebes agua y te dedicas an otras actividades. Pero si no funciona, tenemos un truco: beber una cucharada de vinagre de manzana y limón.

Al principio, puedes sentirte escéptico, pero al beber solo una cucharada de vinagre de manzana, tu hambre desaparecerá en una hora sin necesidad de hacer nada más. Además, para evitar el hambre, simplemente mezcle vinagre de manzana con agua y tome una cucharada. El vinagre de manzana evita las úlceras durante los primeros ayunos porque actúa como un aislante entre los ácidos gástricos y las paredes del estómago. Esto ocurre mientras el cuerpo se acostumbra al nuevo régimen de alimentación. Agrega unas cuatro gotas de limón al vaso donde mezclas el vinagre de manzana y el agua para mejorar el efecto. Verás cómo este brebaje te ayuda a cumplir el objetivo de comer solo tres veces al día cuando parecía imposible.

¿Qué son los electrolitos y cómo pueden ayudarme a comer menos?

Si hablamos de evitar sentir hambre, no podemos mencionar los electrolitos, que son los nutrientes que el cuerpo necesita para funcionar correctamente en el día a día. Los electrolitos también pueden activar y regenerar el cuerpo después de un día de trabajo agotador, además de las proteínas. El cuerpo humano es particularmente sensible a los niveles de magnesio, calcio y potasio, ya que si uno de ellos falla, el cuerpo comienza a sentir la alarma llamada hambre. La necesidad de alimentos dulces o con altas cantidades de grasas saturadas es normal cuando tu cuerpo necesita estos electrolitos.

El consumo de ciertas bebidas puede prolongar un estado de apetito saciado al reponer los electrolitos que se han perdido durante el día. Para este propósito, algunas de las bebidas más populares son Powerade, Aquarius y Gatorade, así como papeletas de electrolitos en polvo que tienen un delicioso sabor a frutas sin azúcares añadidos.

La solución para el inicio del ayuno intermitente

Al principio del ayuno intermitente, es comúnmente difícil controlar los períodos de hambre. La adaptación completa puede llevar de dos a cuatro meses, pero después de esta fase, tu cuerpo se habrá acostumbrado a usar toda la energía disponible de los alimentos sin necesidad de acumular grasa innecesaria.

El hambre emocional y sus signos

El hambre emocional está más relacionado con los sentimientos o el estado de ánimo que con una costumbre. Cuando uno se siente feliz, triste, cansado, enojado o con ansiedad, este tipo de hambre aparece. Por lo tanto, se puede concebir como el acto de comer para sentirse aliviado aunque no se ingiera ni una sola comida o no se tenga hambre. A lo largo del día, esta hambre emocional puede aparecer como resultado del aburrimiento, el estrés, el hacer cosas repetitivas o monótonas o de emociones fuertes. En estos casos, la comida tiene como objetivo hacer una pausa para una actividad entretenida o brindar consuelo a través de un refrigerio, aunque también existe el conocido sentimiento de "me lo merezco porque esto es lo que trabajo". En la mayoría de los casos, estas sensaciones provocan un malestar en la persona, quien acaba cayendo en la tentación de consumir alimentos poco saludables, ya sea porque ha gastado dinero innecesario, ha cambiado su dieta o por ambas razones.

Lo peor es que cuando comes debido an un hambre emocional, puedes terminar un plato pero volver a sentir hambre después de una o dos horas. Esto se debe a que el hambre no surge de la necesidad de comida, sino de la necesidad de un premio, descanso o alivio para el estado de ánimo actual. Puede examinarse a sí mismo respondiendo a las siguientes preguntas:

¿Suelo comer algo cuando estoy aburrido?

¿Suelo comer algo para relajarme en momentos de estrés?

¿Celebras tus logros por más niños que coman algo picante?

El hambre real, el hambre mental y el hambre emocional difieren

Los humanos tienen tres tipos diferentes de hambre, cada uno de los cuales puede atacar a lo largo del día, pero el hambre real no puede atacar a menos que estés en una situación económica difícil, en una dieta exigente o en un ayuno intermitente por más de dieciséis horas. A continuación, examinaremos cada uno de los tres tipos diferentes de hambre. Por ejemplo:

Hambre sentimental

El nombre de "hambre emocional" se refiere a las emociones que pueden surgir a lo largo del día. Normalmente aparece cuando estás cansado, estresado, ansioso o triste, pero también puede aparecer perfectamente en otros momentos emocionantes. Dado que está relacionado con un estímulo emocional, este tipo de hambre aparece de repente. Además, el hambre emocional significa que no tienes hambre de comida auténtica, sana, casera o natural, pero sí de pizza, sushi o hamburguesas, entre otras cosas.

habilidad mental o de costumbre

El reloj biológico de nuestro cuerpo es responsable de este tipo de hambre. Una vez que ha llegado la hora en la que normalmente llevamos comida a la boca y no está sucediendo, comienza la famosa sensación de hambre, la cual no aumenta, sino que permanece allí como si fuera parte de un capricho del organismo. Si la hora de la comida se acerca, este tipo de hambre también puede ser causado por estímulos externos como los mencionados anteriormente.

Hambre verdadero

Cuando el cuerpo ha pasado varias horas sin recibir alimentos y ha agotado la mayor parte de los depósitos de glucosa (grasa) que alberga, se llama hambre real. Después de veinticuatro horas de ayuno, puede surgir el verdadero hambre, que puede ser mayor o menor según la cantidad de energía acumulada en el cuerpo de la persona que realiza el ayuno. El hambre real, este tipo de hambre, rara vez se siente en un ciclo de alimentación constante por parte de una persona con un régimen alimenticio descuidado, pero cuando llega, es mejor acatar la advertencia y consumir alimentos para evitar perder volumen y que el cuerpo se alimente de grasa localizada donde no se quiere perder volumen. Recuerda que el cuerpo es muy inteligente y, si no tiene alimentos, buscará energía en cualquier lugar, incluso si esto puede afectar la salud general del cuerpo y, en casos extremos, la vida.

¿Al empezar an ayunar, tendré hambre?

Es probable que experimentes hambre durante la primera o incluso la segunda semana después de comenzar a practicar ayunos intermitentes. Aunque se pueda reducir, el hambre emocional o mental, resultado de un estilo de vida con ciclos de alimentación descontrolados durante tanto tiempo, siempre existirá. Sin embargo, lo cierto es que no es un proceso terrible e inaguantable, sino que es bastante agradable. Si crees que tu hambre que comienza como un capricho aumentará tanto que te sentirás como si tu estómago te perforara, te desmentimos, ya que no pasarás este tipo de hambre, que es la verdadera, sino un hambre causado por el deseo de comer patatas fritas, hamburguesas o simplemente comer en horarios que ya no están permitidos.

La clave para controlar el hambre falsa es identificarla de inmediato y identificar la mentira, que a menudo se autoimpone con frases o pensamientos como: "Es por mi salud, debo comer o me desmayaré/perderé músculo/mis defensas se reducirán". Si estás hambriento, debes hacerte las siguientes preguntas:

¿Es apropiado que coma en este horario?

¿He visto algo atractivo que quiero probarlo, incluso después de mi hora de comida?

¿Me siento triste, aburrido o ansioso y necesito comer para compensar mi estado de ánimo?

Haciéndote estas preguntas, desenmascararás al hambre falsa, recordando que no siempre es hambre falsa. Siempre piense antes de comer y recuerda que a veces solo es necesario beber un poco de té, café o jugo natural sin azúcar para calmar su hambre porque su cuerpo puede haber agotado sus reservas de energía después de una actividad exigente.

La buena noticia es que después de tres semanas de ayuno, tu cuerpo comenzará an acostumbrarse an este nuevo régimen alimenticio, lo que eliminará el hambre emocional o habitual. Solo quedará el verdadero hambre, que puede desaparecer con un vaso de té o jugo natural.

¿Qué sucede con nuestro cuerpo al ayunar?

Cuando se habla de ayuno, se escuchan muchas mentiras como "te puedes desmayar", "pasarás todo el día con poca energía" y/o "comenzarás a perder músculo". Sin embargo, porque el cuerpo humano puede adaptarse an un nuevo proceso metabólico, el proceso de autofagia es algo totalmente natural. Después de un ayuno constante de doce horas en adelante, que puede extenderse hasta dos días sin comer nada, el ayuno intermitente puede ser beneficioso. Cuando el cuerpo comienza an acostumbrarse a cada una de estas variedades horarias, veremos lo que sucede.

¿Qué sucede con el cuerpo después de un ayuno de 12 horas?

El primer paso para convertir las grasas en energía será un ayuno diario de diez a doce horas. Después de este tiempo, la grasa se transforma gradualmente en energía, la cual ingresa directamente al torrente sanguíneo y alimenta al resto de los órganos como si fuera una comida recién hecha. Además, si consideramos que la grasa se quema mientras se duerme, este ayuno se puede ajustar perfectamente a la hora del sueño, cuando rara vez sentiremos hambre. Un ejemplo de un ayuno con este intervalo es ayunar desde las 21 horas de la noche hasta las 9 horas del día siguiente, lo que significa que solo tendrás hambre durante una o dos horas al comenzar el ayuno intermitente. Sin embargo, puede reducir su hambre con los trucos que te ofrecemos. Sin embargo, después de unos meses o incluso semanas, dejarás de sentir hambre hasta las 9 de la mañana porque tu cuerpo se habrá acostumbrado completamente an este nuevo horario de comida.

¿Qué sucede con el cuerpo después de un ayuno de 16 horas?

El ayuno intermitente generalmente dura 16 horas por día. Aunque no recomendamos ayunar de entrada de esta manera porque el cuerpo no estará acostumbrado y los períodos de hambre serán muy intensos, ayunar por este intervalo de tiempo te ayudará a perder peso y aprovechar la energía.

Los varones generalmente tienen este intervalo de 16 horas, mientras que las mujeres pueden alcanzar hasta 14 horas al día, al menos según el modelo de la dieta Leagains. En cualquier caso, este ayuno intermitente quemará muchas calorías durante la noche y la mañana porque después de la cena (que puede ser a las 20 horas) no comerá nada más hasta el almuerzo del día siguiente. Este tipo de dieta no solo quema grasa, sino que también te ayudará an evitar la obesidad recurrente (si estás saliendo de uno), mantener tu peso ideal y regular tus niveles de grasa y azúcar. Sin mencionar que estarás previniendo enfermedades cardíacas y enfermedades del hígado.

El ayuno de varios días y sus beneficios

Dado que este tipo de dieta quema una gran cantidad de grasas en poco tiempo, las personas que decidan ayunar de manera fuerte durante un máximo de dos días a la semana verán rápidamente los beneficios del ayuno intermitente. Sin embargo, es importante prestar mucha atención, ya que todos los períodos de ayuno deben ser monitoreados y monitoreados para prevenir cualquier problema de nutrición. En este intervalo se encuentran, por ejemplo, aquellos que realizan un ayuno intermitente de doce o dieciséis horas durante dos días a la semana, reduciendo su consumo de alimentos ricos en carbohidratos o grasas y limitando su consumo de solo 600 gramos de calorías al día. En otras palabras, se come durante los días de ayuno intenso, pero se reduce significativamente la cantidad de calorías que normalmente se consumen.

Esta dieta rápida tiene múltiples efectos rápidos, incluyendo una disminución significativa en los niveles de insulina, una disminución en la sensibilidad a la insulina y, por supuesto, una rápida reducción de peso. Esta dieta es intrigante porque, según un estudio realizado en 107 mujeres que la siguieron, comer pocas calorías durante dos días tenía los mismos efectos que una dieta más rigurosa, como limitar las calorías todos los días de la semana. Por lo tanto, la intensidad tiene un impacto.

¿Qué efectos tiene un ayuno interdiario en el cuerpo?

Para algunas personas, el ayuno interdiario es el aspecto más importante del ayuno intermitente porque se realiza de forma alternada cada dos días y permite a la persona elegir si consume hasta 500 calorías de alimentos durante ese día o si evita cualquier tipo de alimentos y solo bebe agua o bebidas con electrolitos. Por supuesto, si la persona decide no ayunar durante los dos días, puede comer sus tres platos principales y tanta comida saludable como desee, respetando el día del ayuno como parte de su estilo de vida.

Este ayuno ayuda a mantener un peso ideal, bajar de peso gradualmente hasta alcanzar el peso ideal y mantener un cuerpo sano para evitar ataques cardíacos si ya tiene una enfermedad cardíaca o hay riesgos. Aunque algunos nutricionistas se preguntaban si este tipo de ayuno era efectivo, un estudio de 32 personas demostró una pérdida promedio de 5 kg en tan solo tres meses. Sin embargo, primero tendrás que tener experiencia con ayunos menos exigentes, ya que dejar un solo día para comer 500 calorías o incluso ningún alimento sólido puede ser muy difícil para una persona que está comenzando a hacer ayunos.

Además de estos ayunos intermitentes en diferentes intervalos de tiempo, hay otros tipos de ayunos intermitentes que brindan más o menos los mismos beneficios para el cuerpo al practicarlos. Hablaremos de los tipos de ayunos intermitentes, cómo practicarlos y cómo alimentarte mientras los practicas. En resumen, durante el ayuno, el cuerpo humano experimenta la autofagia, que es el agotamiento de sus reservas de energía (grasa ubicada en diferentes lugares). Esto sucede hasta que el índice de grasa corporal llega a niveles saludables y la energía de las tres comidas principales se aprovecha por completo sin ahorrarla, ya que no se consume más comida de la necesaria.

Todas las ventajas del ayuno

Aunque ya hemos discutido algunos procesos que ocurren en el cuerpo apenas comienzas an ayunar bajo el régimen de ayuno intermitente, aún no hemos explorado las ventajas generales del ayuno, que están relacionadas con el estilo de vida de una persona que ha adoptado el ayuno de manera definitiva. Debido a que los beneficios son diversos, los hemos dividido en diferentes puntos.

El ayuno alivia el hambre emocional.

Si tiene hambre debido an algo que ha experimentado, como puede ser ansiedad, tristeza o felicidad, entonces puede que sufra de hambre emocional, un trastorno alimenticio relacionado con el trámite de enfrentar diferentes tipos de situaciones cotidianas en el día a día. Puede que te sientas encerrado, aburrido o alicaído y tengas que comer para "llenar" ese vacío emocional, lo que a su vez desencadena una respuesta de almacenamiento de grasa en el cuerpo que varía según la frecuencia con que ocurre esta alimentación extra. Pero este hambre emocional también está relacionado con el descontrol en los horarios de comida, ya que las personas con este trastorno consumen un tentempié varias veces al día y lo ven como algo normal.

Un ayuno programado puede controlar los episodios de hambre emocional y evitar comer cualquier tipo de alimento durante ese tiempo, por lo que respetarás más este tiempo programado. Ya no tendrás que hacer ningún esfuerzo adicional una vez que hayas superado la etapa en la que tienes que disciplinar a tu cuerpo para que entienda que las comidas solo se toman a determinadas horas. Tu cuerpo te dirá cuando necesita comer, idealmente a las tres horas del día.

El ayuno intermitente fortalece y amplía el sistema inmunológico.

El consumo constante de comida rápida, entre otros alimentos dañinos para el cuerpo, aumenta la cantidad de radicales libres en el cuerpo. Los radicales libres son un grupo de moléculas que se forman a través de la actividad celular diaria del cuerpo. Aunque las moléculas facilitan los procesos celulares y moleculares, los radicales libres se acumulan como resultado de la respiración celular y afectan las membranas de las células normales, alterando su estructura molecular y causando efectos perjudiciales para el organismo.

Afortunadamente, el ayuno intermitente no solo reduce la producción de radicales libres, sino que meses después de adoptar este estilo de vida, los niveles de radicales pueden reducirse significativamente. Esto ocurre porque cada vez menos de estas moléculas se combinan y las que ya están afectando la estructura molecular de las células se procesan y desaparecen. En el mundo animal, por ejemplo, se puede observar que cuando un perro siente algún tipo de molestia o dolor, prefiere descansar y dejar de comer, ya que por instinto sabe que su organismo estabilizará las sustancias, carencias o excesos que hacen que se sienta enfermo. Por lo tanto, si incluye el ayuno en su rutina diaria, estarás protegido contra enfermedades y, en caso de que surja una, tu cuerpo podrá atacarla desde el principio gracias a los períodos de ayuno.

¿Piensas que es contraproducente no dejar de comer durante un período de tiempo mientras estás enfermo? Es verdad que depende de las circunstancias. Si dejas de comer alimentos rápidos, grasos y enlatados y los reemplazas por otros alimentos que proporcionen la nutrición que tu cuerpo necesita, notarás una mejora significativa en tu salud incluso si solo comes dos veces al día. Si combina una dieta saludable y un ayuno con períodos de descanso adecuados, esto también ayudará a fortalecer las defensas de tu cuerpo.

El ayuno controlado puede ayudarlo a perder peso y mantenerlo bajo control.

Es posible que este sea el beneficio que estabas esperando leer porque es uno de los mayores deseos de las personas interesadas en ayunar. El ayuno intermitente te ayudará a perder esos kilos de más que están afectando tu figura y hasta te ayudará a mantenerte en tu peso ideal sin tener que comer comida que no te guste como con las dietas convencionales. No obstante, durante los primeros meses, tu cuerpo se acostumbrará an un nuevo régimen alimenticio y sentirás hambre. Esto se puede controlar completamente consumiendo fibra y calorías en una cantidad responsable, lo que te permitirá sentirte lleno durante más tiempo.

Puede parecer algo milagroso, pero se ha demostrado que privarse de una o dos comidas, comer solo 500 gramos de alimentos al día o hacer un ayuno completo con bebidas ricas en electrolitos puede atacar rápidamente los depósitos de grasa en todas las partes de tu cuerpo, lo que resulta en una reducción de peso uniforme. Ya conoces la explicación de por qué ocurre esto: el cuerpo usa la energía almacenada si no tiene una fuente de alimento directa, como cualquiera de las tres comidas diarias convencionales. Al abstenerse de consumir alimentos entre las comidas principales, como el almuerzo y la cena, el cuerpo utiliza sus reservas de grasas para quemarlas e incorporar estos nutrientes en la sangre. En resumen, durante los primeros meses de ayuno, tu cuerpo cambiará su principal fuente de energía de la glucosa a las grasas, independientemente de su modalidad. Tu cuerpo obtendrá energía directamente de las comidas (del azúcar, las grasas, los carbohidratos y las vitaminas que contiene cada plato) una vez que hayas alcanzado un índice de grasa corporal bajo. El ayuno intermitente puede ajustarse durante este último período, pero nunca se debe abandonar si se quiere mantener el peso ideal.

El ayuno intermitente reduce el azúcar en sangre.

Si tienes niveles elevados de azúcar en sangre, el ayuno intermitente te ayudará a reducirlos y mantenerlos bajo control gracias a su eficacia para mejorar la sensibilidad a la insulina. Ayunando de manera programada, la insulina puede procesar los carbohidratos de manera óptima y dar órdenes a las células para que se alimenten de la glucosa que viaja a través del torrente sanguíneo. Podrás evitar problemas mayores como la diabetes o la futura predisposición a la misma después de consultar con un médico gracias an esto.

El estómago y el sistema digestivo en general descansarán al ayuno.

De vez en cuando es beneficioso descansar las partes realmente complejas del sistema digestivo. De hecho, el sistema digestivo se preparará mejor para digerir los alimentos y los desechos producidos durante el proceso de digestión si le da un descanso. Ahora bien, si tu estómago está constantemente trabajando para digestionar dulces, postres, tentempiés y comidas principales, puede que su proceso de digestión no funcione al máximo y las grasas de estos alimentos no se digieran por completo y se almacenen directamente. En otras palabras, comer constantemente no hace nada más que evitar que el sistema digestivo descanse, lo que afecta su funcionamiento y su capacidad para procesar grasas. Además, tendrá un impacto negativo en tu metabolismo. Por lo tanto, el ayuno intermitente hará que todos los procesos digestivos de su cuerpo funcionen lo mejor posible.

¿Te permite vivir más tiempo?

Aunque parezca contradictorio, ayunar te ayudará a vivir más. Los investigadores de la Universidad de Harvard han hallado que, en general, "mientras más comas, menos tiempo de vida tienes". ¿Cuál ha sido su método para llegar an esta conclusión? analizando la esperanza de vida de diferentes comunidades en todo el mundo y comparándolas con sus dietas correspondientes. Además, descubrieron que una mayor cantidad de comida consumida durante la juventud tendrá un mayor impacto en tu sistema digestivo y, por lo tanto, en tu metabolismo. Por supuesto, las personas que consumen comida rápida de manera habitual y no hacen ayunos intermitentes también sufrirán los efectos de este envejecimiento del sistema digestivo, pero de una manera menos grave que las personas que consumen comida saludable sin ayunos.

Sin embargo, entre todos estos grupos, el que realiza ayunos intermitentes es sin duda el más beneficioso. Un ayuno intermitente no solo te permite comer de forma saludable, sino que también permite que tu sistema digestivo descanse para procesar correctamente los nuevos hidratos y proteínas. Como resultado, evitarás engordar debido al no procesamiento de grasas que resulta de comer durante todo el día.

Es una técnica para depurar

Ya lo hemos mencionado anteriormente, pero no podemos dejar de recordar que uno de los beneficios más poderosos del ayuno es que depura nuestro organismo sin necesidad de medicamentos o ingredientes externos. Con tal de obtener la energía necesaria para funcionar, nuestro cuerpo consumirá todos los restos de grasa y radicales libres. Este proceso se puede etiquetar como "activar el modo supervivencia" si se desea, aunque puede sonar extremo.

Al principio, sabemos que será difícil sentir el verdadero hambre (sí, verdadero porque lo que se siente entre comidas normalmente no pasa de una ansiedad alimenticia), pero consumiendo platos ricos en fibra y carbohidratos difíciles de digerir, podrás mantenerte lleno hasta que tu cuerpo se acostumbre a comer en las horas adecuadas. El desayuno, el almuerzo y la cena son estas horas, o pueden ser el almuerzo y la cena directamente si se da el caso de hacer ayunos intermitentes exigentes que se enfocan en la eliminación de grasas. Según los estudios científicos, es necesario un período de 12 a 24 horas de inanición para que una persona sienta hambre; por lo tanto, sientes "hambre" antes es solo un reflejo de tu cuerpo a la rutina a la que te has acostumbrado, que es comer cada pocas horas.

Varias actividades espirituales o funcionales pueden mejorar la concentración.

Algunas personas sostienen que ayunar puede aumentar su capacidad de concentración en una variedad de actividades y, según las creencias de cada uno, puede fomentar una conexión espiritual. El ayuno intermitente es una práctica diaria común para los deportistas que practican senderismo o exploración natural, así como para las personas que practican meditación, yoga o artes marciales, ya que les ayuda a concentrarse mejor en sus actividades. Los científicos llevaron mucho tiempo investigando la razón de esto y finalmente descubrieron que la digestión consume una gran cantidad de energía del cuerpo. La razón por la que el ayuno mejora la concentración y las capacidades funcionales es porque el cuerpo conserva una cantidad significativa de energía. Si la persona se alimenta de manera saludable en el rango de tiempo recomendado para un ayuno intermitente, las energías ahorradas durante el proceso digestivo pueden ser utilizadas para otras actividades.

¡Sí, mejora el aspecto del cutis! Ayunar regularmente mejora la piel. Las toxinas que se acumulan en la piel como resultado de la contaminación ambiental generalmente envejecen el rostro y secan la piel. Curiosamente, las personas con cutis seco han experimentado resultados sorprendentes después de ayunar completamente durante 24 horas. Esto se debe a que la energía que normalmente debería dirigirse hacia el sistema digestivo se dirige an otras partes del cuerpo, una de las cuales es la piel, que se libera de estas toxinas.

Pero en realidad, el ayuno no solo ayuda a la piel; también ayuda a órganos como el hígado y los riñones, que necesitan descansar de su trabajo diaria, especialmente si come comida poco saludable y toma gaseosas o zumos procesados.

¿Alguna vez has calculado lo que gastas mensualmente en comida rápida con un cuaderno y un lápiz para ahorrar una parte importante de tus ingresos? Si lo hicieras, te sorprenderías de lo mucho que gastas en comida poco saludable, que podrías haber gastado comprando ingredientes naturales y con nutrientes activos. Por lo tanto, te invitamos a realizar una actividad interesante: calcula la cantidad de dinero que gastas actualmente en fast food (si eres consumidor habitual de este tipo de comida) y destina el mismo presupuesto an ingredientes para preparar comida casera. Con el tiempo, verás cómo no solo el dinero rinde, sino que también tendrás más energía y perderás peso con el ayuno intermitente.

Más beneficios del ayuno intermitente que debes saber

Aunque los beneficios del ayuno intermitente que se han mencionado pueden parecer suficientes, algunos de los cuales son destacables, hay muchos más. El listado continúa. Los siguientes son otros beneficios de llevar un estilo de vida saludable que incluye ayunar de forma intermitente:

En gran medida reduce el colesterol malo.

reducir la inflamación en áreas particulares del cuerpo.

reduce la probabilidad de que las neuronas mueran.

reduce la probabilidad de que se desarrollen o se multipliquen células cancerígenas.

Fomentar la disciplina mejora la capacidad de autocontrol ante ciertos impulsos.

Capítulo Segundo

¿Es el ayuno intermitente una estrategia adecuada para usted?

Hay muchas razones para tratar de ayunar por un tiempo. Una de las razones es que facilita su día. En lugar de cocinar cada dos a tres horas y estar obligado a comer a tiempo, simplemente salta las comidas y no se preocupa por seguir su ventana de alimentos. Además, puede comer porciones más grandes de alimentos con menos calorías. Se sentirá lleno sin sentir culpa.

El ayuno intermitente puede ayudarlo a lograr sus objetivos de pérdida de peso. El primer paso para perder peso es reducir la cantidad de calorías consumidas. El ayuno le permite reducir su ingesta de calorías una vez por semana, lo que lo ayuda a perder y mantener su peso. El ayuno intermitente también tarda menos y cuesta menos. Para ahorrar dinero, solo necesita preparar dos comidas.

Si come seis veces, solo debe dejar de comer dos veces. En otras palabras, solo debe comprar dos comidas y lavar los platos dos veces. El ayuno intermitente también puede prevenir el Parkinson, la demencia y la enfermedad de Alzheimer.

Beneficios adicionales del ayuno intermitente

Reduce el riesgo de desarrollar diabetes tipo II.

Los ayunos intermitentes pueden prevenir la diabetes. La obesidad o el sobrepeso es un factor de riesgo para desarrollar diabetes tipo II. En personas con riesgo de desarrollar diabetes, el ayuno puede reducir los niveles de insulina y azúcar en sangre, según un artículo de revisión publicado en Transnational Research en 2014. Los autores del informe afirman que el ayuno del segundo día, también conocido como ayuno intermitente, puede reducir el riesgo de desarrollar diabetes y pérdida de peso.

Según un estudio que se publicó en Endocrine Abstracts en 2018, el ayuno puede aumentar el riesgo de desarrollar diabetes. La investigación duró tres meses. Se observaron los resultados del ayuno en ratas durante este tiempo. Las ratas perdieron peso y comenzaron a comer menos, pero su tejido adiposo abdominal aumentó y sus músculos disminuyeron. Además, había indicios de que el cuerpo no estaba utilizando adecuadamente la insulina. Estos factores aumentan el riesgo de desarrollar diabetes tipo II en una persona. Los científicos deben repetir los hallazgos del estudio, y se requiere más investigación para determinar si estos hallazgos también se aplican a las personas. En general, se requieren investigaciones adicionales para determinar si el ayuno previene la diabetes tipo II.

Mejorar la salud mental

El ayuno intermitente puede mejorar la salud cerebral al prevenir la inflamación, según estudios en ratones. Un estudio encontró que los ratones con una dieta sin restricciones de alimentos tenían una mejor memoria y capacidad de aprendizaje que los ratones con una dieta de ayuno breve e intermitente. Según estudios adicionales en animales, el ayuno puede reducir la inflamación en el cerebro, una enfermedad relacionada con los trastornos neurológicos. Otros estudios en animales han demostrado que el ayuno puede reducir el riesgo de enfermedades neurológicas como el derrame cerebral, el Alzheimer y la enfermedad de Parkinson. Se requiere investigación adicional para determinar si estos hallazgos también se aplican a los humanos.

Mejorar la salud cardiovascular

El ayuno intermitente puede mejorar el bienestar cardiovascular. Según un informe de 2016, el ayuno intermitente reduce la presión arterial, los triglicéridos, la frecuencia cardíaca y el colesterol en humanos y animales. La enfermedad cardíaca está relacionada con los triglicéridos.

Retarda el envejecimiento

Algunos medicamentos y suplementos pueden hacer que las personas se sientan y parezcan más jóvenes. Sin embargo, la dieta brinda la mayoría de los beneficios para retrasar el envejecimiento. Un estudio animal reciente descubrió que el ayuno redujo significativamente la fibrosis y el estrés oxidativo, dos características principales del envejecimiento de los tejidos. Estos hallazgos indican una mejora significativa en la función celular. Las dietas no brindan estos beneficios.

Reduce la posibilidad de cáncer

Según los estudios en animales, el ayuno puede reducir el riesgo de cáncer. El ayuno intermitente y el cáncer humano no están relacionados. La obesidad es un factor de riesgo para varios tipos de cáncer. Por lo tanto, la pérdida de peso durante el ayuno puede ser la razón por la que algunos estudios sugieren que reduce el riesgo de cáncer. El ayuno intermitente puede reducir la inflamación, los niveles de insulina y otros factores biológicos relacionados con el cáncer. Además, esta afirmación requiere más investigación humana en este caso.

La investigación indica que el ayuno intermitente puede ayudar a perder peso, aunque no hay suficiente evidencia que respalde muchos de los beneficios de salud sugeridos. Según los estudios, el ayuno es tan efectivo como los métodos convencionales de reducción de calorías para reducir el peso corporal y la grasa. Mantener un ayuno intermitente puede ser más sencillo que seguir la reducción de calorías y otros métodos de pérdida de peso convencionales.

Beneficios del ayuno intermitente

Cuando ayunas, puedes sentir hambre. Esto reduce la energía y la concentración. Te acostumbrarás a este nuevo patrón de alimentación. Algunas personas temen que se sientan mal toda la mañana porque no han comido nada y por lo tanto no pueden funcionar correctamente. La transición inicial puede ser difícil para usted. Después de todo, estás acostumbrado a comer todo el tiempo. Sin embargo, una vez que haya pasado por la fase de transición, su cuerpo se adaptará rápidamente y aprenderá a funcionar antes. Recuerde que los resultados son diferentes para cada persona.

Esto es lo que necesita saber sobre las 48 horas de ayuno. Dos días sin consumo de calorías no afecta el sueño, el estado de ánimo, la actividad y el rendimiento cognitivo de las personas sanas. Usted puede sentirse letárgico y malhumorado si se salta el desayuno debido a sus hábitos alimenticios anteriores. Por ejemplo, usted generalmente come cada 4 horas. Su cuerpo tiene hambre cada 4 horas ya que está acostumbrado a comer cada 4 horas. Si siempre desayunas, tu cuerpo espera que comas algo.

Si entrena su cuerpo de tal manera que no tiene que contar con la comida todo el día, estos efectos secundarios no ocurrirán. El nivel de grelina también es más bajo por la mañana y no se necesitan unas pocas caídas. Esta hormona te da hambre. Como se le cae si no come, el dolor del hambre desaparecerá por sí solo.

Hay que recordar que el ayuno intermitente no es una cura para todo. No piense que perderá peso si no desayuna y sólo come unas 4,000 calorías en el almuerzo y la cena. Si tiene dificultad para controlar sus porciones, debe determinar sus metas calóricas y controlar su consumo de calorías para asegurarse de que no está comiendo demasiado. Podrías comer demasiado en el almuerzo porque tienes hambre. Esto puede conducir a un aumento de peso. Un plan de ayuno intermitente le ayuda a comer menos calorías de lo normal porque no come todos los días.

Se necesitan alrededor de 84 horas de ayuno antes de que el nivel de glucosa se vea afectado negativamente. Como sólo ayunas de 16 a 24 horas, no tienes que preocuparte por esas cosas. Sin embargo, el ayuno intermitente puede ser difícil para las personas con diabetes, hipoglucemia o problemas de regulación del azúcar en sangre. Es mejor consultar a su dietista o médico antes de cambiar su plan de dieta.

Los programas de entrenamiento intensivo, la falta de sueño y los días ocupados pueden llevar al estrés crónico. Si usted está sufriendo de mucho estrés, debe posponer sus planes de ayuno intermitente hasta que la situación mejore.

¿Cómo se puede hacer un ayuno intermitente?

Ayunas de corta duración (menos de 24 horas)

16:8

Este tipo de ayuno intermitente requiere ayunar durante 16 horas al día. También se le conoce como intervalo de alimentación de 8 horas o ventana de alimentación de 8 horas. Todas las comidas se consumen durante 8 horas y se descansa durante las 16 horas restantes. Normalmente se realiza casi todos los días.

Por ejemplo, puede preparar todas las comidas entre las 11 y las 7 de la noche. En la mayoría de los casos, esto implica saltarse el desayuno, aunque algunas personas prefieren saltarse la cena. Por lo general, se consume dos o tres veces en un lapso de ocho horas.

20:4

Es un intervalo de comida de cuatro horas y un ayuno de veinte horas. Por ejemplo, puede comer de 2 a 6 de la tarde todos los días y ayunar durante las 20 horas restantes. En la mayoría de los casos, esto implica consumir una o dos comidas pequeñas durante este lapso de tiempo.

Ayunas prolongadas de 24 o más horas

Ayunas durante 24 horas

Esto implica ayunar entre la cena y el almuerzo. El primer día cenas, luego te saltas el desayuno y el almuerzo del siguiente y vuelves a cenar. Esto significa que solo comes una vez al día. Se hace generalmente dos o tres veces por semana.

El ayuno 5:2

Dado que la mayoría de los estudios sobre el ayuno intermitente han utilizado prácticas similares, esta versión del ayuno intermitente tiene más evidencia científica. En su libro The Fast Diet, el Dr. Michael Mosley popularizó esta variante.

Esto implica comer de manera habitual durante cinco días y ayunar durante dos días. Durante los días de ayuno, se puede comer hasta 500 calorías. Ya sean distribuidos durante el día o consumidos en una sola comida, estas calorías se pueden consumir en cualquier momento.

Ayuno en diferentes días.

Tener días de "ayuno" en los que se consume 500 calorías es otra estrategia similar al ayuno 5:2. Sin embargo, en lugar de hacerlo solo dos veces a la semana, se hace un día sí y un día no.

Ayunas de 36 horas de duración

Se ayuna durante un día completo. Por ejemplo, si cenas el primer día, ayunas todo el segundo día y no vuelves a comer hasta el desayuno del tercer día. En general, esto implica un ayuno de 36 horas. Esto podría ayudar a perder más peso y evitar la tentación de cenar demasiado el segundo día.

Ayuno largo

Antes de hacer ayunos más prolongados, la primera cosa a tener en cuenta es hablar con su médico para asegurarse de que no está en riesgo de sufrir ninguna complicación. Para evitar la falta de micronutrientes durante los ayunos que duran más de 48 horas, recomendamos tomar un multivitamínico. No hay duda de que es posible hacer un ayuno de 7 a 14 días, ya que el récord mundial es de 382 días.

Debido al alto riesgo de sufrir el síndrome de realimentación, recomendamos no ayunar durante más de 14 días. Se trata de un cambio en los fluidos y minerales que puede ocurrir al volver a comer después de un ayuno prolongado.

Comienza a hacer un ayuno intermitente

La mayoría de las personas que recurren al ayuno intermitente lo hacen porque creen que les ayudará a perder peso. El ayuno intermitente reduce la cantidad de calorías que consume al establecer un horario en el que come menos comidas. Y el ayuno intermitente cambiará su cuerpo, lo que conducirá a la pérdida de peso. El ayuno intermitente lo ayudará a perder peso al cambiar la ecuación de pérdida de peso al ayudarlo a quemar más calorías y consumir menos calorías. Es importante recordar que el consumo de menos calorías totales es la principal razón por la que un ayuno intermitente funciona. Es posible que no pueda perder peso en absoluto si come en exceso durante el tiempo que se le permite comer.

efectos secundarios y precauciones

El ayuno intermitente funciona para la mayoría de las personas, pero no es el método ideal para todos. Las personas que ya tienen bajo peso o tienen antecedentes conocidos de trastornos alimentarios no deben participar en el ayuno intermitente sin antes hablar con su médico.

El peor efecto secundario del ayuno intermitente es sentirse hambre. Es posible que sienta que su cerebro no está funcionando tan bien como le gustaría porque consume menos comida de lo que está acostumbrado. Además, cuando se está acostumbrando a no comer, puede sentir cierta debilidad en su cuerpo, especialmente al comienzo del ayuno. Estos síntomas son solo temporales, y su cuerpo puede tardar algún tiempo en acostumbrarse al ayuno intermitente. Antes de probar el ayuno intermitente, debe consultar a su médico. Es especialmente importante tomar esta precaución si tiene alguna de estas condiciones:

Estás dando leche o estás embarazada?

Como mujer, siempre has perdido tu ciclo mensual.

Eres una mujer que está tratando de quedar embarazada.

Ya ha sufrido de trastornos alimentarios en el pasado.

Ya estás reduciendo tu peso.

Utiliza medicamentos para mantener su bienestar.

Tiene una presión arterial baja.

Ya tiene dificultades para mantener su nivel de azúcar en sangre bajo control.

Tiene diabetes?

El efecto secundario más urgente del ayuno intermitente son los antojos y el hambre, si ninguno de estos problemas está presente.

Preguntas frecuentes

Cuando las personas consideran el ayuno intermitente por primera vez, surgen algunas preguntas. Aquí se encuentran las respuestas a algunas de las preguntas más frecuentes.

Beber una cantidad excesiva de líquidos mientras ayuna es completamente aceptable. En realidad, se recomienda por dos motivos. Uno de los motivos es que mantenerse hidratado lo mantendrá lleno. Otra razón es que su cuerpo fabricará toxinas que deben eliminarse. El café y otras bebidas pueden aliviar el hambre. El café, el té y el agua son las bebidas preferidas porque no contienen calorías.

No hay nada de malo en no comer el desayuno. Hay muchas personas que no comen nada en el desayuno y siguen trabajando bien. Y muchos de los alimentos que la gente suele comer en el desayuno son alimentos altamente procesados llenos de azúcar y grasas saturadas.

Si cree que necesita agregar vitaminas o minerales a su dieta, puede hacerlo mientras está en ayunas. Es posible que deba tomar algunos suplementos mientras come porque son solubles en grasa.

Mientras ayuna, debe continuar con su rutina de entrenamiento. También puede comenzar una dieta mientras ayuna. Debido a que le ayudará a perder peso aún más rápido, debe realizar algún tipo de actividad física durante el ayuno. Debido a que la pérdida de peso implica la pérdida de tejido muscular, es fundamental comer proteínas y hacer ejercicio.

El metabolismo no se verá afectado por un ayuno intermitente. En realidad, aumentará su metabolismo. El ayuno intermitente es la mejor opción porque los ayunos más prolongados que duran tres días o más pueden ralentizar su metabolismo.

Empezar a hacer su primer ayuno intermitente

Incluso si fue un accidente, probablemente haya hecho un ayuno intermitente en algún momento de su vida. Ha hecho un ayuno intermitente si se ha saltado una o más comidas por cualquier motivo. Ha ayunado si se ha levantado tarde y no ha tomado el desayuno. Cuando se saltan las comidas an intervalos regulares, algunas personas descubren que funcionan mejor.

Una vez que haya tomado la decisión de hacer un ayuno intermitente, debe elegir el tipo de ayuno y el tiempo que desea hacerlo y luego simplemente comenzar. Decide cuánto tiempo quieres hacer el ayuno. Esperar hasta otro día probablemente sea una buena idea si no se siente bien. Continúe con sus actividades habituales mientras ayuna. Manténgase ocupado y viva su vida normal. Cuando termine su ayuno, debe evitar la tentación de comer demasiado porque esto arruinará todo el progreso que ha hecho. Hay algunas cosas que puede hacer para ayudarlo an adoptar el ayuno intermitente.

Trate de evitar morder o masticar chicle o mentas mientras ayuna porque solo aumentará su hambre y deseos de comer algo.

Si sigue una dieta rica en verduras, puede evitar sentir hambre y atracones.

Aprenda an ayunar gradualmente si es nuevo o no ha ayunado por un tiempo.

Se debe mantener ocupado mientras ayuna. Esta es la razón por la que muchas personas prefieren ayunar durante la noche mientras duermen y luego ayunar hasta la mañana, cuando están ocupadas en el trabajo. La idea es mantener el cuerpo y la mente ocupados para que no note que está comiendo.

Ayuno solo hasta que te sientas cómodo con él. Cuando comience una nueva dieta o programa de ejercicio, muchas personas le dirán que lo comparta con amigos y familiares para que puedan apoyarlo. Pero muchas personas no entienden el concepto de ayuno y pueden recibir comentarios negativos que lo hagan cuestionar la razón detrás de su decisión y su deseo de hacerlo.

Errores que se deben evitar

El ayuno intermitente es un viaje. Aprenderás más sobre ti y lo que tu cuerpo puede hacer mientras estás ayuno. La combinación de un ayuno intermitente con una rutina de pérdida de peso realmente alentará a su cuerpo a ponerse en forma y perder peso. Tendrá éxito en el ayuno intermitente y perderá peso si sabe qué hacer cuando ayuna y qué errores debe evitar.

No se apresure an iniciar el ayuno intermitente de inmediato. Uno de los mayores errores que puede cometer es comenzar sin el conocimiento y la preparación adecuados. Puede saltar al ayuno intermitente y tener éxito, y también puede estar preparado para el desastre. Si está acostumbrado a comer tres comidas grandes o cinco o seis comidas pequeñas todos los días, puede ser difícil adaptarse a comer solo en una pequeña cantidad de tiempo. Es mucho más beneficioso comenzar an ayunar lentamente. Si su objetivo es ayunar durante dieciséis horas todos los días y consumir todas sus calorías en ocho horas, puede comenzar comiendo solo tres comidas al día y no comer nada entre ellas. Luego comience an ayunar durante diez horas, luego once y luego aumente gradualmente el número de horas hasta alcanzar dieciséis.

Elija el plan adecuado para su viaje de ayuno intermitente también es crucial. Su estrategia de ayuno intermitente debe adaptarse a cómo vive su vida. Para elegir el plan de ayuno intermitente que mejor se adapte a sus necesidades, debe tomarse un tiempo para analizar sus hábitos personales y estudiar las diferentes variaciones.

Es importante recordar que el ayuno intermitente significa consumir menos calorías porque una de las principales razones por las que las personas intentan hacerlo es que tendrán menos horas para comer al día. No podrá perder peso si intenta comer todas sus calorías habituales en una ventana pequeña cuando se le permite comer. Sin importar lo bien que vaya su ayuno intermitente, es poco probable que pierda peso si está acostumbrado a comer dos mil calorías al día y trata de acumular todas esas calorías en un lapso de ocho horas. Si constantemente siente la necesidad de comer en exceso, lo mejor sería dejar de ayunar por un tiempo breve y darse tiempo para reevaluar sus objetivos y volver a concentrarse en ellos.

Si bien es posible que no esté consumiendo demasiadas calorías dentro de su período permitido para comer, si está consumiendo alimentos que no son saludables para usted, esto es tan malo como comer demasiado. La saturación de alimentos azucarados, grasos o refinados en la ventana no le dará los resultados que está buscando y probablemente se sentirá mal. Debe consumir alimentos integrales que sean saludables y nutritivos. Cree una dieta que incluya proteínas magras, legumbres, nueces y semillas, granos y verduras y frutas sin procesar. Estos deberían ser la base de la mayor parte de su dieta. Coma con limpieza entre ayunos. En vez de salir a comer, come en casa. Prefiera los alimentos integrales sin procesar que contengan muchos nutrientes. Tenga cuidado con los alimentos que contienen azúcar y sal ocultas. Prepare un menú bien balanceado que incluya proteínas magras, carbohidratos saludables y grasas saludables.

Aunque no debe intentar consumir todas sus calorías normales durante su período de alimentación, tampoco debe limitar su consumo de calorías demasiado. La ingesta diaria de menos de 1200 calorías no es saludable. Si cae por debajo de esto de vez en cuando, probablemente no le hará daño, pero si lo hace constantemente, puede perder la nutrición que necesita. Además, te impedirá lograr una tasa metabólica alta, ya que tu cuerpo pensará que la comida es escasa y te morirás de hambre y dejará de metabolizar la comida. Su cuerpo comenzará an almacenar alimentos de nuevo y dejará de perder peso. Y si su metabolismo y su nutrición se ralentizan demasiado, comenzará a perder masa muscular magra en lugar de grasa almacenada. Prepare su comida varios días de anticipación para que sea consciente de que está lista para comer cuando llegue el momento.

Incluso si no está comiendo activamente, debe estar consciente de que su cuerpo puede romper un ayuno con ciertas cosas. Su cerebro producirá insulina solo con una pequeña cantidad de dulzura. Incluso si el tiempo no termina, su ayuno terminará cuando la insulina se libera y comienza a buscar glucosa en su torrente sanguíneo. Su cuerpo puede producir este aumento de la insulina como resultado de los productos comunes que usa diariamente. El recubrimiento de los analgésicos y los medicamentos para el resfriado puede contener azúcar. Los edulcorantes artificiales pueden estar presentes en la pasta de dientes y el enjuague bucal. La mayoría de las vitaminas incluyen suplementos minerales y naturales, así como algo de azúcar y grasa.

Mantener una hidratación adecuada mientras ayuna es fundamental para su éxito. Su cuerpo absorbe algo de agua de los alimentos que consume. Se puede deshidratar si no come ni bebe agua. Es posible que experimente una intensa sensación de hambre, así como calambres musculares y dolores de cabeza si se deshidrata. Estos pueden arruinar sus esfuerzos por seguir un régimen de ayuno intermitente. Planeo beber una gran cantidad de café negro, té simple y agua. Agregue unas cucharadas de vinagre de sidra de manzana al agua corriente para agregar sabor e incluso controlar su hambre.

Cuando haces un ayuno intermitente, no hay razón para dejar de hacer ejercicio. De hecho, es mejor hacer ejercicio durante un ayuno intermitente porque quemará más grasa. Su cuerpo producirá más hormona del crecimiento mientras hace ejercicio, lo que aumentará la masa muscular, y los músculos queman energía más rápido que la grasa. Para obtener más energía, necesitará quemar más grasa almacenada. Esto puede ayudarlo a perder peso aún más. Hay algunas cosas que puede hacer para maximizar su tiempo de ejercicio. Trate de programar sus entrenamientos para que caigan dentro de la ventana de tiempo cuando está comiendo y luego dentro de los primeros treinta minutos después de dejar de comer, consuma algunas proteínas y carbohidratos saludables. Debería comer la misma comida unos treinta minutos antes de hacer ejercicio si está haciendo ejercicio intenso. No hagas un entrenamiento más intenso el mismo día que un ayuno más largo. Manténgase hidratado durante el entrenamiento. Y si se siente mareado o débil mientras hace ejercicio, descanse o deje de hacer ejercicio ese día por completo.

No seas muy severo contigo mismo si cometes un error mientras ayunas porque no eres perfecto y tu ayuno intermitente también no será perfecto. No solo cometiste un error, eres un fracaso. En ocasiones, es bueno escuchar a su cuerpo y hacer ejercicio cuando no tenga ganas. Trate de no ceder a sus sentimientos demasiado a menudo; en cambio, hágalo cuando sean realmente fuertes. Tome un día de descanso para recuperar la concentración y luego comienza de nuevo. No deje que el ayuno intermitente lo consume. Considere esto como parte de un estilo de vida saludable y como algo que hace por sí mismo que valora. Recuerde hacer otras cosas que sean importantes para ti. El ayuno intermitente es solo una de las cosas que puedes hacer para cuidarte.

La combinación de comer menos calorías y comer menos comidas al día es el verdadero poder del ayuno intermitente. Hoy en día, una persona normalmente desayuna a las siete u ocho de la mañana, luego almuerza al mediodía, luego toma un refrigerio a media tarde, luego cena a las cinco o seis y luego toma otro pequeño refrigerio antes de acostarse para evitar acostarse con hambre. Eso le permitirá comer cinco veces en quince horas y probablemente ingerirá el doble de las calorías que necesita. Es posible que su cuerpo pase todo el día tratando de absorber todas las calorías de su última comida antes de que llegue la siguiente. Será difícil comer tres comidas abundantes y dos refrigerios adecuados durante el día si sigues un horario de ayuno intermitente. Esto le dará a su cuerpo más tiempo para recuperarse y comenzar a reducir la cantidad de grasa almacenada, lo que le permitirá comenzar an experimentar la pérdida de peso.

el método de 16 horas para hombres y 14 horas para mujeres (16:8).

Esta técnica amplía la ventana de ayuno a 14 o 16 horas, y generalmente se programa de 12 an 8 de la tarde (si se siguen las 16 horas) o de 10 an 8 de la mañana (si se siguen las 14 horas). La ventana es un poco más larga que el método de las 12:12, lo que permite al cuerpo permanecer más tiempo en el estado de ayuno para consumir la energía almacenada antes de proporcionar su primera dosis de nutrición fácilmente disponible a través de los macronutrientes en su primera comida.

Puede seguir este programa de ayuno 7 días a la semana o solo con la frecuencia que le parezca conveniente. Como principiante, puede optar por seguir este programa durante unos días a la semana mientras sigue y controla la respuesta de su cuerpo, o puede decidir comenzar y seguir el programa durante toda la semana, o quizás solo de lunes a viernes y dejar los fines de semana para ser más flexible. Uno de los beneficios del ayuno intermitente es la flexibilidad, en comparación con una dieta basada en alimentos aprobados o cantidades calóricas limitadas. Poder adaptar su plan de nutrición a sus necesidades específicas le da cierta libertad en su vida diaria.

Es crucial tomar las cosas con calma y prestar atención a las señales que su cuerpo está enviando, especialmente como mujer que se introduce en el mundo del ayuno intermitente. Un ayuno puede tener una respuesta diferente para cada persona según una variedad de factores, incluidas sus reservas de energía actuales, su estado de salud actual, su equilibrio hormonal y si ya consume alimentos no procesados o si necesita hacer una transición para que su cuerpo deje de sufrir los desequilibrios causados por una dieta inadecuada. Los cambios en los estados metabólicos y los efectos en cascada sobre las hormonas que regulan la menstruación y la fertilidad pueden ser severos en el caso de las mujeres y pueden causar cambios en su ciclo menstrual.

Las mujeres pueden descubrir que se saltan la menstruación por completo en algunos casos de ayuno severo, lo que no es un efecto secundario saludable de una dieta saludable. El período es crucial para la salud, y cualquier cambio significativo en él puede indicar problemas más graves que querrá tratar. Si está planeando una familia y necesita un ciclo regular saludable, tenga cuidado al comenzar cualquier tipo de ayuno hasta que tenga una comprensión sólida de su ciclo y esté seguro de que una ventana de ayuno a largo plazo no arruinará sus planes.

Los macronutrientes de su primera comida son lo más importante a tener en cuenta, independientemente de si su ventana de ayuno dura 12, 14 o 16 horas. Esta comida, independientemente de si es a las 7 de la mañana o a las 12 de la noche, es técnicamente su desayuno - la palabra en sí misma significa "romper" su "ayuno" - por lo que es fundamental tener una comida saludable y equilibrada hecha de alimentos saludables y densos en nutrientes como su primera comida de cualquier día. Esto no significa que debas comer todo lo que veas después de tu primera comida.

Aunque la ventana para comer ofrece la libertad de comer lo que quieras cuando quieras, siguen siendo recomendadas opciones razonables. Todo lo que se necesita para satisfacer tus necesidades calóricas para un día suele ser una primera comida equilibrada, un pequeño refrigerio y una última comida completa y saludable. Tus necesidades calóricas diarias serán mayores si eres una persona muy activa, pero si eliges alimentos ricos en nutrientes, puedes satisfacer fácilmente tus necesidades calóricas diarias en 8 horas de comida.

La estrategia 5:2

Establecer un horario de cinco días a la semana en los que comerá normalmente y dos días en los que limitará sus calorías an aproximadamente una cuarta parte de sus necesidades diarias, generalmente 500 calorías para las mujeres y 600 calorías para los hombres es otro método de ayuno intermitente. Siempre y cuando no los haga de vuelta, puede elegir los días de ayuno que más le convengan; asegúrese siempre de que haya al menos un día sin ayunar entre sus días de ayuno.

Durante los cinco días de comida regular, no hay restricciones en cuanto a las calorías o las horas que se consumen, pero esto no es una excusa para comer demasiado o darse un capricho. Todavía hay que practicar una dieta saludable comiendo porciones razonables, alimentos ricos en nutrientes y seguir tratando de reducir los aperitivos nocturnos. En los dos días de ayuno, no tienes que limitar el tiempo en el que comes, pero las porciones deben ser pequeñas y el consumo total de calorías del día no debe exceder el objetivo que has establecido basado en tus necesidades generales.

Si el objetivo es perder peso, el método 5:2 puede ser útil si se sigue el protocolo, disminuyendo la cantidad total de calorías consumidas durante una semana. Intentar compensar los días de ayuno consumiendo más de lo recomendado para su consumo diario de calorías no será efectivo. El Capítulo 6, que incluye planes de comidas y listas de alimentos, proporciona un método sencillo para calcular sus necesidades calóricas diarias.

No hay reglas estrictas sobre lo que se debe comer durante los días de ayuno, excepto ser prudente y comer alimentos saludables. Una opción es comenzar el día con un pequeño desayuno, luego saltar el almuerzo y terminar el día con una pequeña cena. Otra opción es dividir las calorías entre el desayuno y el almuerzo.

Si has probado el Método 16:8 y sabes que puedes estar solo con agua hasta las 12 de la noche, este puede ser el mejor método para ti porque proporciona las ventanas 8–12 necesarias para que el cuerpo entre en su estado de ayuno y desencadene las funciones que pueden tener beneficios de ayuno de gran alcance en lugar de solo reducir las calorías. Debido a la escasez de calorías, es crucial tomar decisiones estratégicas al elegir alimentos. Concentre su atención en alimentos con una alta cantidad de fibra y proteínas, ya que estos lo harán sentir lleno durante un período más largo. Recuerde que las bebidas, como el café con leche o la cerveza, no están disponibles en los días que decida ayunar.

El ayuno intermitente es una opción segura y saludable para la mayoría de las personas, pero el déficit calórico prolongado y los posibles efectos psicológicos en las personas con antecedentes de trastornos alimentarios pueden no ser adecuados para todas las personas. Estos métodos están destinados a mejorar el bienestar de la persona, pero no se recomienda intentar un ayuno sin consultar an un profesional de la salud mental si el manejo del tiempo y las restricciones provocan un comportamiento que se intenta manejar en torno a la comida y la salud mental. Además, las personas que tienen caídas severas de azúcar en la sangre o las mujeres que están amamantando, embarazadas o intentando concebir deben hablar con un médico sobre cómo planean incorporar cualquier tipo de ayuno intermitente en su estilo de vida.

Diferentes tipos de ayunos intermitentes

Ritmos y planes de comida

El ayuno intermitente es un plan para organizar nuestras comidas en horarios específicos, de modo que tengamos períodos de ayuno cortos de 4, 6, 8 o 12 horas para mantener una dieta equilibrada, con períodos de ayuno más largos de 20, 18, 16 o 12 horas. Por lo tanto, el cuerpo inicia vías metabólicas particulares que ayudan a quemar grasas, perder peso y mantenerse en forma, entre otras ventajas para la salud.

Los tipos de ayuno intermitente varían según el ritmo y los horarios en los que planeas comer. Puedes comenzar con un ayuno breve y luego aumentar gradualmente a medida que te acostumbras. Además, durante el mes, puede variar los tipos y métodos de ayuno, lo que le permite mantener una dieta más dinámica.

Horas de 12 a 12 horas.

En este tipo de ayuno intermitente, comienzas con un período de doce horas para alimentarte y doce horas para ayudar, por lo que si tu última comida del día fue a las ocho de la noche, tu próxima comida debería ser después de las ocho de la mañana del día siguiente. Es ideal comenzar el ayuno intermitente con este ritmo durante la primera semana como una transición.

Horas de 16 an 8 horas.

El ritmo 16 horas/8 horas implica ayunar por 16 horas al día y mantener un régimen de alimentación de 8 horas al día, en el que puede hacer dos o tres comidas saludables con carbohidratos naturales. Este método es popular porque es simple y práctico; básicamente consiste en saltarse el desayuno, siendo el almuerzo la primera comida del día, alguna merienda y la cena antes de las 8:00

Cuando adoptas este ritmo de 16h/8h, notarás que controlas mejor tus impulsos de hambre y pronto no notarás que te está ayudando. Puedes comenzar la primera semana por 14 horas como transición.

Si te gusta disfrutar del desayuno, entonces puedes saltarte la cena. Inicia el día con un desayuno rico y saludable, luego almuerza de manera equilibrada y toma una merienda entre las 4 y las 6 de la tarde, lo que te permite completar el período de ayuno hasta la mañana siguiente.

Mientras ayunas, puede beber bebidas como soda, agua con gas, té, café negro y abundante agua. Para que el ritmo de alimentación funcione, evite todos los carbohidratos.

La dieta 5:2.

Es una variante del ayuno intermitente que reduce las calorías. Se trata de comer de manera saludable y equilibrada durante cinco días a la semana. Por ejemplo, para una mujer de 40 años, el aporte calórico debe estar entre 1600 y 18000 calorías al día. Luego, se debe reducir el consumo calórico durante dos días a la semana a 500 calorías.

Este enfoque se conoce como dieta del ayuno y consiste en comer solo una pequeña cantidad de alimentos, principalmente grasas y proteínas, durante dos días y evitar los carbohidratos.

Normalmente 24 horas/día.

Este tipo de ayuno intermitente implica ayunar durante 24 horas por una o dos veces a la semana, cada seis días.

El día de ayuno puede ser el que desee, pero lo importante es mantener las 24 horas de ayuno. Por ejemplo, si tu última comida fue el sábado a las 9 pm, tu próxima comida debe ser el domingo después de las 9 pm.

Durante el día de ayuno, no se pueden consumir alimentos sólidos. Puede beber bebidas sin azúcar, como café negro, te o soda. La disciplina y el autocontrol son esenciales para adaptarse an este método, por lo que este es un ritmo para personas que ya están acostumbradas an ayunar con frecuencia.

Un día de ayuno alternativo

Para este tipo de ayuno intermitente, elige un día a la semana al azar para ayunar, pero no consuma más de 500 calorías en ese día. Para aquellos que no quieren seguir dietas estrictas, este puede ser un buen plan. El resto de los días, puede comer normalmente, siempre asegurándose de que los carbohidratos sean naturales, de tubérculos o frutas, y que las mujeres de

40 años no consuman más de 1900 calorías diarias.

Ayuno de manera espontánea

El ayuno espontáneo es similar al método anterior, pero permite una mayor flexibilidad en cuanto a los horarios porque consiste en saltarse una o dos comidas al día, varios días a la semana, de acuerdo a sus necesidades fisiológicas de hambre y saciedad. No hay normas definidas. Por ejemplo, si llegas tarde al trabajo y no has desayunado, salta el desayuno; si llegas exhausto de una jornada laboral y solo quieres dormir, salta la cena. En esencia, es evitar algunas comidas de vez en cuando.

:6 Efectos Secundarios Inesperados de la Inteligencia Artificial
Algunos de los efectos secundarios del ayuno intermitente son más inesperados que otros. En esta sección se describen seis de los efectos secundarios más

desagradables relacionados con la práctica.

Uno de los efectos secundarios más inesperados del ayuno intermitente es la irritabilidad, que es muy común para las personas que recién comienzan a cambiar de estilo de vida. ¡La gente está molesta! Cuando las personas esperan la comida, se ponen furiosas y atrevidas. Desafortunadamente, serás tú, pero definitivamente aprenderás mucho sobre ti mismo durante este tiempo y eventualmente aprenderás a través de esta irritabilidad. Sé paciente contigo mismo (y con los demás). Prometo que la irritabilidad desaparecerá.

Otra razón por la que probablemente ninguno de nosotros esperaría hacer un ayuno intermitente es sentir frío. Sin embargo, estoy preparado para eso.Es posible que experimentes sensibilidad al frío en los dedos de los pies y las manos mientras estás en ayunas; sin embargo, este efecto secundario es completamente normal. Cuando lo sientas, no te preocupes. En cambio, debes saber que esto indica que tu cuerpo está quemando grasa y que tu nivel de azúcar en la sangre está disminuyendo, y estos efectos son normales y saludables. Para mantenerte caliente, agrega más té caliente o mantas.

Un efecto secundario menos común del ayuno intermitente es la acidez estomacal, que es otra cosa totalmente natural. El estómago está acostumbrado a producir ácidos para digerir los alimentos que consume, y cuando comienza an adaptarse a la AI, estos ácidos se producen en momentos en que puede estar en ayunas, lo que puede causar problemas de acidez o reflujo. Si este efecto secundario no desaparece por completo con el tiempo, debe reducirse gradualmente.Cuando coma el desayuno, evite comer alimentos muy grasosos o picantes y continúe bebiendo agua.Considere hablar con su médico o nutricionista si las cosas no mejoran.

Un efecto secundario relacionado con el #5 es la hinchazón. Tu estómago procesará las cosas de una manera que no lo ha hecho en mucho tiempo, posiblemente nunca, cuando hagas la transición al ayuno intermitente. Para algunos, habrá efectos secundarios extraños como este, pero es parte del período de ajuste, y estos problemas deberían desaparecer por sí mismos en una semana. ¡Bebe mucha agua para ayudar!

La hinchazón está relacionada con el estreñimiento, y es solo una de las cosas que tu cuerpo puede experimentar cuando te acostumbras a comer menos o en momentos muy diferentes de lo normal. Recuerda beber mucha agua para asegurarse de que todo lo que esté en tu cuerpo tenga suficiente hidratación para que pueda salir sin estrés. El agua cura (bebe mucho!!!) en pocas semanas y debería ayudar a solucionar el problema.

También es común la micción más frecuente, y esto ocurre con mayor frecuencia debido al desplazamiento de la comida por el ayuno.Se invita a las personas a beber cualquier cosa (que no tenga demasiadas calorías) durante estos períodos rápidos, lo que con frecuencia resulta en una vejiga llena casi constantemente, ¡al menos al principio! Cuando las cosas empeoren, querrás beber más agua. Si las cosas se vuelven gruesas o estreñidas, querrás beber más agua. Querrás un poco de agua con una pizca de sal si te mareas o tienes dolor de cabeza. Tomará el café si necesita energía. Te proporcionan la imagen. Espera carreras más frecuentes al baño.

El ayuno intermitente tiene ventajas.

Este capítulo se centra en cada uno de los muchos beneficios increíbles que puede obtener de seguir el ayuno intermitente. Primero examinaremos los veinte beneficios generales del ayuno intermitente, luego examinaremos cinco beneficios específicos para cada sexo, respectivamente. Al final de esta sección, debes estar emocionado con todas las posibilidades que ofrece la inteligencia artificial y estar mejor preparado para decidir si este estilo de vida es adecuado para ti.

20 ventajas generales

El ayuno intermitente tiene muchas ventajas increíbles para muchos tipos de cuerpo y personalidad, y aquí están veinte de sus mejores beneficios.

increíble posibilidad de perder peso.

niveles bajos de azúcar y insulina en la sangre

preservar más masa muscular.

aumento de la plasticidad neuronal.

Potenciales curas para el cáncer

La presión arterial baja

Bajo colesterol

En términos generales, una vida más larga

Nutrición reorganizada con capacidad de absorción.

En general, una sensación más positiva.

Más energía para realizar tareas y actividades adicionales.

La cognición y el procesamiento mental mejoran.

mejor acceso al potencial y la memoria.

mayor sensación de felicidad.

Alto grado de autonomía y independencia en la elección de la estrategia o método.

generalmente fácil iniciar y mantener el enfoque.

aumentar el poder de voluntad

mejor capacidad para conectarse con el cuerpo

más consciente de cómo los alimentos afectan el cuerpo, la mente y las emociones.

La capacidad de comer lo mismo y perder peso.

Cinco ventajas especiales para mujeres

El ayuno intermitente presenta desafíos y oportunidades específicamente para las mujeres. Aquí hay cinco beneficios que las mujeres pueden anticipar.

menor cantidad de calambres menstruales

menstruación regular o suave.

el potencial de fertilidad limitado, al menos durante los períodos rápidos reducir la inflamación interna que podría causar cáncer en los órganos reproductivos.

producción más saludable y mejor regulación hormonal.

5 ventajas especiales para hombres

En particular para los hombres, el ayuno intermitente puede cambiar la vida de las mujeres de varias maneras, y estos son cinco de los mejores beneficios para ellas.

Niveles más altos de testosterona.

reducir los niveles persistentes de estrógenos en los alimentos.

aumenta la hormona del crecimiento humano, o HGH.

reducir la inflamación interna que puede causar cáncer de próstata o renal

mayor virilidad y resistencia sexual.

Cómo combinar ejercicio y ayuno

Si desea combinar ayunos (como el ayuno intermitente) con ejercicio, debe tener en cuenta algunas cosas.

Por ejemplo, si estás tratando de adelgazar, es fundamental mantener un déficit calórico moderado y tratar de perder solo 0,5-1 % de peso por semana.

Para mantener la masa muscular, incorpore sesiones de entrenamiento de fuerza y aumente la ingesta de proteína. La ingesta de proteína debe ser del 25 % o más de su ingesta energética total.

Además, es mejor hacer ejercicio justo antes de la comida más grande del día. Te recomendamos que consultes con un médico o especialista en nutrición y deportes de antemano si planeas combinar entrenamientos de alta intensidad con períodos de ayuno.

www.ingramcontent.com/pod-product-compliance
Lightning Source LLC
Chambersburg PA
CBHW051736020426
42333CB00014B/1332